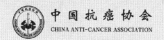

中国抗癌协会
CHINA ANTI-CANCER ASSOCIATION

泌尿系肿瘤

中国肿瘤整合诊治指南（CACA）

CACA GUIDELINES FOR HOLISTIC INTEGRATIVE MANAGEMENT OF CANCER

2022

丛书主编 ◎ 樊代明

主　　编 ◎ 叶定伟

U0244981

天津出版传媒集团

天津科学技术出版社

图书在版编目(CIP)数据

中国肿瘤整合诊治指南.泌尿系肿瘤.2022 / 樊代明丛书主编;叶定伟主编. -- 天津:天津科学技术出版社,2022.5

ISBN 978-7-5576-9995-6

Ⅰ.①中… Ⅱ.①樊… ②叶… Ⅲ.①泌尿系肿瘤—诊疗—指南 Ⅳ.①R73-62

中国版本图书馆CIP数据核字(2022)第062087号

中国肿瘤整合诊治指南.泌尿系肿瘤.2022
ZHONGGUO ZHONGLIU ZHENGHE ZHENZHI ZHINAN.
MINIAOXI ZHONGLIU.2022

策划编辑:方 艳
责任编辑:张 跃
责任印制:兰 毅

出　　版:天津出版传媒集团
　　　　　天津科学技术出版社
地　　址:天津市西康路35号
邮　　编:300051
电　　话:(022)23332390
网　　址:www.tjkjcbs.com.cn
发　　行:新华书店经销
印　　刷:天津中图印刷科技有限公司

开本787×1092　1/32　印张8.5　字数140 000
2022年5月第1版第1次印刷
定价:54.00元

尿路上皮癌

主　编

姚　欣

副主编

李宁忱　杨　勇　史本康　周芳坚

编　委（姓氏笔画排序）

马志方　马洪顺　王小林　王永华　王春喜

王照翔　瓦斯里江　邓耀良　史本康　叶云林

田　军　刘　川　刘希高　刘卓炜　刘嘉铭

刘　磊　孙卫兵　尧　凯　朱一平　朱照伟

江　军　何立儒　张　争　张兆存　张　朋

张　勇　张晓光　张新伟　李宁忱　李向东

李　鸣　李海涛　李毅宁　杨　勇　汪　磊

沈柏华　沈益君　肖克峰　肖泽均　邱建宏

陈　山　陈旭升　陈志文　陈忠杰　陈海戈

陈　辉　周芳坚　周晓洲　林天海　范晋海

郑　松　郑筱男　柳建军　胡海龙　胡　滨

贺大林　钟　鑫　徐　涛　聂清生　韩惟青

蒙清贵　谭　平　谭朝晖　穆中一　薛学义

秘　书

陈旭升

目录

第二篇 尿路上皮癌分册

泌尿系肿瘤

泌尿系肿瘤

中国肿瘤整合诊治指南

第一篇 肾癌

— 第一章 —

流行病学

肾细胞癌（renal cell carcinoma，RCC）简称肾癌，是源于肾小管上皮的恶性肿瘤，占肾脏恶性肿瘤的80%~90%。在世界范围内，RCC的发病率占成人恶性肿瘤的2%~3%，分布有明显地域差异，北美、西欧等国发病率最高。发病可见于各年龄段，高发在50~70岁，男女比例约为2：1。据GLOBO-CAN 2020统计，全球RCC发病率居恶性肿瘤第14位，死亡率居第15位。年龄标化发病率男性6.1/10万，女性3.2/10万。年龄标化死亡率男性4.6/10万，女性1.8/10万。

据2019中国肿瘤登记数据显示，2016年肿瘤登记地区肾及泌尿系统不明癌居全部癌症发病第17位，最常见为RCC，占77.38%。肿瘤登记地区RCC发病率为4.02/10万，男性（5.15/10万）高于女性（2.86/10万），城市（5.17/10万）高于农村（2.86/10万）。肾及泌尿系统不明癌居全部癌症死亡第18位。登记地区RCC死亡率为1.37/10万，男性（1.79/10万）高于女性（0.94/10万），城市（1.77/10万）高于农村（0.96/10万）。

第二章

预防及筛查

第一节 预防

RCC病因不明确，可能与吸烟、肥胖、高血压、长期血透等有关，少数与遗传因素有关（表1-2-1）。

表1-2-1 肾细胞癌预防推荐意见

推荐意见	推荐等级
保持良好生活习惯，吸烟者建议戒烟[a]	强
肥胖者建议控制体重[b]	强
预防与控制高血压[c]	弱

a.吸烟是RCC中度危险因素。有吸烟史者RCC相对危险度为1.3；正在吸烟者为1.6。吸烟是目前唯一公认的RCC环境危险因素。

b.研究显示：RCC风险随体重指数增加而增长，具体机制不明，可能与肥胖增加雄性和雌性激素释放，或与脂肪细胞释放某些细胞因子相关。

c.研究显示，高血压及其相关药物使用是RCC发病的可能因素。可使发病风险增加1.4~2倍。

第二节 筛查

不同分期RCC预后差异较大。欧洲泌尿外科学会（European Association of Urology，EAU）指南显示，I

期至 IV 期 5 年肿瘤特异生存（cancer specific survival，CSS）分别为 91%、74%、67%、32%，因此早诊早治可明显提高生存率。结合美国泌尿外科协会（American Urological Association，AUA）和 EAU 指南及相关文献，本指南对 RCC 早期筛查提出如下推荐意见。

1 对象

推荐对以下 RCC 高危人群进行筛查（表 1-2-2）。

表 1-2-2 肾细胞癌高危人群筛查对象推荐意见

推荐意见	推荐等级
有家族史或合并遗传性综合征[a]	强
终末期肾病[b]	强
与终末期肾病长期透析相关的获得性囊性肾病[c]	强
肾移植患者[d]	强
存在其他 RCC 危险因素的人群[e]	弱

a. VHL 综合征（VHL 基因突变）、结节性硬化症（TSC1/2 突变）、遗传性乳头状 RCC（MET 基因突变）等遗传性肿瘤患者。对存在 RCC 家族史或家族中存在多发肿瘤病史的人群，也推荐积极筛查 RCC。

b. 终末期肾病（end stage renal disease，ESRD），RCC 风险为普通人的 5~35 倍。

c. 与 ESRD 长期透析相关的获得性囊性肾病（acquired cystic kidney disease，ARCD），RCC 风险与透析时间成正比。且发病更年轻，肿瘤常为双侧和多发，组织病理学呈现乳头状结构。

d. 肾移植，RCC 风险比普通人群高 10~100 倍，可发生在原肾，也可在移植肾。

e. 对有 RCC 危险因素（吸烟、肥胖、高血压等）人群，尤其男性应积极筛查。

2 方案

RCC筛查与诊断主要靠影像学检查，确诊需病理学检查表1-2-3。

表1-2-3 肾细胞癌筛查方案推荐意见

推荐意见	推荐等级
肾脏超声[a]	强
尿常规[b]	弱

a.超声检查经济、简便、无辐射，普及率高，是目前最常用的初检手段，适宜人群筛查。灰阶超声能示肿瘤大小、位置、与周围组织的关系。彩色多普勒超声能示肿瘤血供状态，亦能对静脉瘤栓作初步评价。超声检查对囊实性肾肿瘤鉴别有较高敏感性。对高危人群建议每一年一次行肾脏超声检查，可疑者建议CT或MRI。

b.尿常规：约35%RCC出现血尿（肉眼或镜下血尿），简便易行，应常规检查。

— 第三章 ————————————————

诊断

第一节　临床表现

见表 1-3-1。

表 1-3-1　肾细胞癌临床表现推荐意见

推荐意见		推荐等级
临床症状[a]	原发灶症状[b]	强
	转移灶症状[c]	强
	副瘤综合征[d]	强
体格检查[e]		强

a.多数患者早期无自觉症状，多在健康查体或其他疾病诊疗中发现。随早期筛查逐步普及，无症状早期 RCC 收治率显著提高，疗效也显著提升。

b.原发灶症状：①血尿：通常为间歇性、无痛性全程肉眼血尿或镜下血尿。常于肿瘤穿破肾盏，肾盂后出现。②疼痛：缺乏特异性，常为腰部钝痛或隐痛。常因肿瘤生长牵扯肾包膜或侵犯腰肌及邻近器官所致。血尿严重时会形成血块，后者通过输尿管可引起肾绞痛或肾区疼痛，进一步可致排尿痛、排尿困难，甚至尿潴留。③腹部包块：肾脏较为隐蔽，肿瘤生长较大或位于肾下极时才发现腹部包块。若较为肥胖则更难发现。④RCC"三联征"：肉眼血尿、腰痛和腹部包块同时出现，多数已属中晚期。

c.转移灶症状：部分患者以转移灶表现为首诊或伴发症状，如骨痛、骨折、咳嗽、咯血等。体检可见颈淋巴结肿大、继发性精索静脉曲张及双下肢水肿等，后者提示肿瘤侵犯肾静脉和下腔静脉可能。晚期也可表现消瘦、乏力、纳差等恶病质症状。

d.副瘤综合征：临床表现不由原发肿瘤或转移灶所在部位直接引起，而是由肿瘤分泌物质间接引起异常免疫反应或不明原因引起的机体内分泌、神经、消化、造血、骨关节、肾脏及皮肤等系统发生病变，并出现相应临床表现，如高血压、血沉增快、红细胞增多症、肝功异常、高钙血症、高血糖、神经肌肉病变、淀粉样变性、溢乳症、凝血机制异常等，被称为副瘤综合征。

e.体格检查：肾脏解剖部位较深，RCC又起病隐匿，故体检对RCC的诊断价值有限。腹部肾区触及表面光滑的肿块，并随呼吸活动，若肿块固定则提示可能侵犯相邻组织。体检还可发现颈淋巴结肿大、继发性精索静脉曲张及双下肢水肿等，后者提示肿瘤侵犯肾静脉和下腔静脉可能。

第二节 实验室及细胞学检查

见表1-3-2。

表1-3-2 肾细胞癌实验室及细胞学检查推荐意见

推荐意见		推荐等级
实验室检查[a]	肾功能、肝功能、全血细胞计数、血红蛋白、血钙、血沉、碱性磷酸酶和乳酸脱氢酶、尿常规	强
细胞学检查[b]	尿脱落细胞学检查	弱

a.实验室检查：目前尚无公认用于RCC辅助诊断的血清肿瘤标志物，实验室检查可了解和评估肾功及全身系统功能，以助制定相应治疗措施。常见异常包括血尿、红细胞增多、血沉增快、高血糖、高血钙、Hb低、肝功及肾功异常等。

b.对靠近或怀疑侵犯肾集合系统的中央型肿物，应考虑尿细胞学检查，必要时考虑输尿管镜检，以排除尿路上皮癌。

第三节　影像学检查

对RCC筛查、发现、定位、定性、分期及治疗后随访全程均有重要作用（表1-3-3）。

表1-3-3　肾细胞癌影像学检查

推荐意见	推荐等级
CT平扫和多期增强扫描[a]	强
MRI[b]	强
超声[c]	弱
超声造影[d]	弱
核素肾动态显像[e]	弱
核素骨扫描[f]	弱
PET/PET-CT[g]	弱

a.CT：是RCC术前诊断、分期及术后随访最常用的检查方法，包括CT平扫和多期增强扫描。①CT扫描可对大多数肾肿瘤进行定性诊断，具有较高的诊断敏感性和特异性。对透明细胞性RCC（clear cell renal cell carcinoma，ccRCC）多具有较典型的造影剂"快进快出"表现：平扫多呈不均匀等/低密度的类圆形肿块，增强后皮髓质期呈中-高度强化，实质期肿瘤密度低于肾实质。肿瘤内坏死、出血较常见。但需注意，CT对部分少见类型RCC与良性肿瘤如嗜酸细胞腺瘤和乏脂型血管平滑肌脂肪瘤鉴别有一定困难。②除定性诊断外，CT还能为术前提供更多信息：肿瘤侵犯范围，包括静脉系统、邻近器官是否受侵（T分期），区域淋巴结是否转移（N分期），扫描范围内有无其他器官转移（M分期），有无变异血管（CTA）及双肾形态及功能的粗略评估等。③CT还是治疗后随访的重要手段。

b.MRI：是RCC诊断及随访较常用的检查方法，尤其适用于碘造影剂过敏、肾功损害、妊娠或其他不宜行CT检查者。与CT相比，MRI诊断肾脏小的占位病变和静脉瘤栓的敏感性和特异性更高。MRI对肾脏囊性病变内结构的显示及出血性肾囊肿的鉴别诊断也更具优势。

c.超声对肾肿瘤筛查、诊断、术中治疗及随访等均起重要作用。①超声诊断肾肿瘤的敏感性及特异性低于CT，但对肾囊性病变的准确性较高。特别是彩色多普勒超声对显示肿瘤内部和周边血流情况、判断瘤内有无坏死液化等具有重要意义。②超声无辐射且灵活便捷，常规用于引导穿刺活检，还常用于术中探查确定手术范围，包括肿瘤位置，对肾静脉、下腔静脉及右心房内瘤栓的范围可做出清晰判断。③超声还可观察淋巴结肿大及脏器转移等情况。但超声检查范围较局限，且易受分辨率、患者条件及操作经验等影响，对肿瘤分期准确性不如CT。

d.超声造影（contrast enhanced ultrasonography，CEUS）对肾肿瘤良、恶性鉴别敏感性（>88%）较高和特异性（50%~80%）相对高。肾恶性肿瘤多表现高增强、不均匀增强，消退迅速；良性肿瘤则以低增强、均匀增强，消退缓慢为主。

e.核素肾动态显像：可动态了解肾脏血流灌注、肾小球滤过及泌尿系统的结构和功能，主要用于评价双肾功能，有助于指导手术方案决策。

f.核素骨扫描：有骨疼痛或碱性磷酸酶升高者推荐骨扫描以明确有否骨转移。

g.PET或PET-CT：对RCC原发灶诊断敏感性较低，主要用于远处转移灶评估，具有较高敏感性和特异性。

第四节　肾囊性肿物的 Bosniak 分类

见表1-3-4。

表 1-3-4　肾囊性肿物Bosniak分类的影像学特征及处理方式

Bosniak 分类	影像学特征	恶性肿瘤风险	处理方式
I	密度均匀，囊壁光滑，无分隔，无钙化，无强化	<2%	定期随访
II	可有小分隔，囊壁或分隔有小钙化，无明显强化；直径<3cm，边缘光滑，无明显强化的高密度囊肿	0~14%	定期随访

Bosniak 分类	影像学特征	恶性肿瘤风险	处理方式
ⅡF	可有多个小分隔，有较粗大钙化，囊壁无明显强化，直径>3cm 或完全肾实质内无明显强化的高密度囊肿	20%	定期监测
Ⅲ	囊壁或分隔增厚，有粗大钙化，囊壁或分隔有明显强化	30%~60%	手术治疗
Ⅳ	囊壁或分隔不规则增厚，有粗大钙化，多发壁结节或软组织肿块，伴明显强化	90%~100%	手术治疗

第五节 肾肿瘤穿刺活检

见表 1-3-5。

表 1-3-5 肾肿瘤穿刺活检推荐意见

推荐意见	推荐等级
决定肾肿瘤穿刺活检时，需成立泌尿外科、影像科、超声科、病理科在内的 MDT to HIM 团队，并充分说明所选方案的获益及风险[a]	强
拟接受消融治疗或等待观察的肾脏小肿瘤，应行穿刺活检[b]	强
mRCC 系统性治疗前，如无病理，应行穿刺活检[c]	强
肾肿瘤穿刺活检可在超声或CT引导下进行[d]	强
在行肾肿瘤活检时推荐使用同轴技术[e]	强
肾脏囊性肿物不推荐行穿刺活检[f]	强
对准备手术治疗的肾肿瘤无须进行穿刺活检[g]	弱

a.肾肿瘤穿刺活检对病理诊断有重要价值，但对评估坏死及肉

瘤样/横纹肌样改变等不良预后特征有局限性。肾肿瘤穿刺活检可能出现出血、种植转移等潜在风险，虽发生率较低，但仍需综合考虑风险、操作者技术及会否影响当前治疗方案等，由多学科整合诊治（MDT to HIM）团队做整合决定。

b.肾脏小肿瘤（small renal masses，SRMs）指最大径 ≤ 4 cm 的肾脏肿瘤。不宜手术治疗的（年迈体弱或有手术禁忌）SRMs，尤其是影像学检查难以定性的SRMs，在拟行消融治疗或等待观察前，可行穿刺活检明确病理诊断，进而制定更适合的治疗方案。一项对542例SRMs行手术切除的多中心研究表明，在行肾肿瘤活检的中心，术后病理良性比例小于未行活检的中心（5% vs 16%），表明穿刺活检可降低良性肿瘤的手术概率，避免过度治疗，进而减少相应并发症。

c.转移性肾细胞癌（metastatic renal cell cancer，mRCC）在系统治疗前，如无病理应行穿刺活检病理确诊，同时可行组织学基因检测，对制定诊疗方案有一定指导价值。

d.肾肿瘤穿刺活检可在超声或CT引导下进行，可用14G、18G、20G穿刺针。用18G穿刺针，在保证穿刺结果准确前提下，可以尽可能减少术后并发症。

e.同轴技术通过同轴套管行多次活检，且可能减少肿瘤经针道种植和转移。

f.肾囊性肿块穿刺活检的诊断率和准确性较低，不建议单独进行。有实性区域（BosniakIV型囊肿）者，考虑对实性部分穿刺活检。

g.拟行手术治疗的肾肿瘤患者，由于腹部增强影像诊断准确率很高，无须行穿刺活检。但对拟行术前新辅助治疗者，需行穿刺活检，明确病理类型。

第六节 组织病理学

1 分类

肾肿瘤病理分类见2016版WHO分类标准（表1-3-6）。RCC常分为ccRCC和非透明细胞RCC（non-clear cell renal cell carcinoma，nccRCC），后者包括乳头

状RCC、嫌色性RCC等。肾肿瘤良恶性分类见表1-3-7。

表1-3-6　WHO肾肿瘤分类（2016年版）

肾细胞肿瘤	主要发生于成人的间叶肿瘤
ccRCC	平滑肌肉瘤
低度恶性潜能的多房囊性肾肿瘤	横纹肌样瘤
乳头状RCC	骨肉瘤
遗传性平滑肌瘤病RCC综合征相关性RCC	滑膜肉瘤
嫌色性RCC	尤因肉瘤
集合管癌	血管平滑肌脂肪瘤
肾髓质癌	上皮样血管平滑肌脂肪瘤
MiT家族易位性RCC	平滑肌瘤
琥珀酸脱氢酶缺陷相关的RCC	血管瘤
黏液样小管状和梭形细胞癌	淋巴管瘤
获得性囊性疾病相关性RCC	成血管细胞瘤
透明细胞乳头状RCC	肾小球旁细胞瘤
未分类的RCC	肾髓质间质细胞瘤
乳头状腺瘤	神经鞘瘤
嗜酸细胞瘤	孤立性纤维肿瘤
后肾肿瘤	间质和上皮混合性肿瘤
后肾腺瘤	囊性肾瘤
后肾腺纤维瘤	混合性上皮间质瘤
后肾间质瘤	神经内分泌肿瘤
主要发生于儿童的肾母细胞性肿瘤和囊性细胞肿瘤	高分化神经内分泌肿瘤
肾源性残余	大细胞神经内分泌癌
肾母细胞瘤	小细胞神经内分泌癌
部分囊性分化的肾母细胞	嗜铬细胞瘤
儿童囊性肾瘤	其他肿瘤
间叶性肿瘤	肾造血肿瘤
主要发生于儿童的间叶肿瘤	生殖细胞瘤
透明细胞肉瘤	
横纹肌样瘤	
先天性中胚层肾瘤	
儿童期骨化性肾瘤	

表 1-3-7 肾脏肿瘤的良、恶性分类

	恶性	良性	无法定性
肾细胞肿瘤	透明细胞性 RCC 多房囊性 RCC 乳头状 RCC 遗传性平滑肌瘤病 RCC 综合征相关性 RCC 嫌色性 RCC Bellini 集合管癌 肾髓质癌 Xp11.2 易位/TPE3 基因融合相关性 RCC 神经母细胞瘤相关性 RCC 黏液样小管状和梭形细胞癌 未分类的 RCC 后肾腺肉瘤	乳头状腺瘤 嗜酸细胞瘤	
后肾肿瘤	肾源性残余 肾母细胞瘤	后肾腺瘤 后肾腺纤维瘤 后肾间质瘤	
主要发生于儿童的肾母细胞性肿瘤和囊性细胞肿瘤	部分囊性分化的肾母细胞瘤 透明细胞肉瘤 横纹肌样瘤		儿童囊性肾瘤
间叶性肿瘤	先天性中胚层细胞肾瘤		
主要发生于儿童的间叶性肿瘤	平滑肌肉瘤 骨肉瘤 横纹肌肉瘤	儿童期骨化性肾肿瘤	

泌尿系肿瘤

第三章 诊断

013

	恶性	良性	无法定性
主要发生于成人的间叶性肿瘤	肾血管肉瘤 恶性纤维组织细胞瘤 上皮样血管平滑肌脂肪瘤 肾脏滑膜肉瘤 肾类癌 肾脏神经内分泌癌 原始神经外胚叶肿瘤 神经母细胞瘤 淋巴瘤 浆细胞瘤 白血病 生殖细胞肿瘤	血管平滑肌脂肪瘤 平滑肌瘤 血管瘤 淋巴管瘤 球旁细胞瘤 肾髓质间质细胞瘤 肾内神经鞘瘤 囊性肾瘤 混合性上皮和间质肿瘤 副节瘤/嗜铬细胞瘤	血管周细胞瘤 孤立性纤维瘤
其他肿瘤			

2 分级

病理分级是一个重要的预后因素，适于 ccRCC 和乳头状 RCC。2016 版病理分级在原 Fuhrman 分级系统上做了进一步调整，增加了客观评价标准，形成 WHO/ISUP 病理分级系统（表 1-3-8）。

表 1-3-8 WHO/ISUP 分级系统

分级	定义
Ⅰ级	400×镜下核仁缺如或不明显，呈嗜碱性
Ⅱ级	400×镜下核仁明显，嗜酸性；100×镜下可见但不突出
Ⅲ级	100×镜下核仁明显，嗜酸性
Ⅳ级	明显的核多形性，多核巨细胞和/或横纹肌样和/或肉瘤样分化

3 分期

RCC 分期采用最广泛的是 AJCC 制定的 TNM 分期系统，目前应用的是 2017 年更新的第 8 版（表 1-3-9 及表 1-3-10）。

表 1-3-9　2017 年 AJCC 肾癌 TNM 分期

分期		标准
原发肿瘤（T）		
TX		原发肿瘤无法评估
T0		无原发肿瘤的证据
T1		肿瘤最大径 ≤ 7cm，且局限于肾内
	T1a	肿瘤最大径 ≤ 4cm，且局限于肾内
	T1b	4cm<肿瘤最大径 ≤ 7cm，且局限于肾内
T2		肿瘤最大径 >7cm，且局限于肾内
	T2a	7cm<肿瘤最大径≤10cm，且局限于肾内
	T2b	肿瘤局限于肾脏，最大径>10cm，且局限于肾内
T3		肿瘤侵及主要静脉或肾周围组织，但未侵及同侧肾上腺，未超过肾周围筋膜
	T3a	肿瘤侵及肾静脉或其分支的肾段静脉，或侵犯肾盂系统，或侵犯肾周脂肪和/或肾窦脂肪，但是未超过肾周围筋膜
	T3b	肿瘤侵及膈下的腔静脉
	T3c	肿瘤侵及膈上的腔静脉或侵及腔静脉壁
T4		肿瘤侵透肾周筋膜，包括侵及邻近肿瘤的同侧肾上腺
区域淋巴结（N）		
NX		区域淋巴结无法评估
N0		区域淋巴结无转移
N1		区域淋巴结有转移
远处转移（M）		
M0		无远处转移
M1		有远处转移

表 1-3-10　2017 年 AJCC 肾癌临床分期/预后分组

分期	肿瘤情况		
Ⅰ 期	T1	N0	M0
Ⅱ 期	T2	N0	M0
Ⅲ 期	T3 T1，T2	N0 或 N1 N1	M0 M0
Ⅳ 期	T4 任何 T	任何 N 任何 N	M0 M1

第四章

局限性 RCC 的治疗

局限性RCC是指肿瘤局限于肾脏被膜内，包括2017年AJCC-TNM分期为T1-2N0M0期，临床分期为Ⅰ、Ⅱ期的RCC。

第一节 手术治疗

见表1-4-1。

表 1-4-1 局限性RCC手术治疗推荐意见

推荐意见	推荐等级
局限性RCC的治愈性治疗首选外科手术[a]	强
T1a期RCC患者，条件允许，首选PN； T1b期RCC患者，条件允许，可采用PN[b]	强
影像学肾肿瘤评分系统可用于PN手术的风险评估[c]	弱
PN应首先保证切缘阴性[d]	强
PN发生切缘阳性者应根据肿瘤学特点及患者意愿选择RN或严密随访[e]	弱
对遗传性多发肿瘤，条件允许，应尽量行PN[f]	强
对条件允许的T2期RCC也可选择PN，否则接受RN[g]	弱
临床无肾上腺受累时，不支持同期切除患侧肾上腺[h]	强

推荐意见	推荐等级
不推荐局限性RCC常规开展淋巴清扫术[i]	强
开放手术、腹腔镜手术或机器人辅助技术均可用于RCC的外科治疗[j]	强
不推荐局限性RCC患者术后接受辅助治疗[k]	强

a. 目前局限性RCC的治愈性治疗首选外科手术，包括肾部分切除术（partial nephrectomy，PN）和根治性肾切除术（radical nephrectomy，RN）。要根据肿瘤学结果、肾功能保护和术者经验等整合评估，做出患者获益最大的选择。

b. 前瞻性随机对照研究（EORTC-30904）表明，局限性RCC，PN具有与RN相同的肿瘤学结果，但肾功能保护更佳，且因肾功能不全发生心脑血管疾病的风险降低。因此，T1a期RCC条件允许时推荐首选PN。由于PN对术者的技术及经验要求较高，对解剖复杂的RCC，当术者主观判断不能完成PN时，也可选择RN。对术前评估患侧肾脏功能严重不全，或合并严重结石症，或多囊肾等保留肾单位对远期无明显获益时，也可行RN。

c. 目前对RCC术前评估有三种主流的评分系统，即R.E.N.A.L、PADUA和C-index评分系统，有助于临床医师对肿瘤选择合适术式。其中R.E.N.A.L和PADUA评分系统是通过对肿瘤复杂性进行量化的一类术前评分系统。C-index评分系统是基于CT横截面影像来量化肾肿瘤与肾窦中心的接近度，以评估PN术的复杂性。有文献指出：R.E.N.A.L评分与术后无复发生存率显著相关，R.E.N.A.L评分越低，临床证据更支持选择PN。PADUA评分与R.E.N.A.L评分高度一致，C-index评分可从影像学角度对拟行PN的手术效果进行预测，C-index小于2.5者，术后出现肾功能不全的风险会相对升高。

d. PN的理想目标是达成三连胜，即完整切除肿瘤保证切缘阴性、最大程度保留正常肾单位功能以及避免并发症，其中最重要的是保证肿瘤切缘阴性。术中需要切除的肿瘤周围正常肾实质的厚度并非关键问题，重点是保证手术切缘阴性。

e. PN术后同侧肿瘤复发率在1%~6%，多由于原发RCC多灶性或切缘阳性（positive surgical margins，PSM）所致。回顾性研究显示即使PSM，但中期随访未见肿瘤复发风险增加。另有研究表明行补救性肾切除术时，绝大多数都未发现有肿瘤残留。文献报告3%~8%的PN会出现术后病理PSM，但只有高风险肿瘤（Ⅲ-Ⅳ级和/或≥pT3）的复发风险增高。

f.对遗传性多发肿瘤，如von Hippel-Lindau（VHL）综合征等可合并单发或多发RCC，当后者直径≥4cm时，可选择手术治疗，并优先推荐行PN。

g.Meta分析显示：PN有利于T2期RCC的OS和肾功能保护，但手术并发症风险较高。最终选择PN或RN，应根据术者的技术水平和经验、医院的条件及患者的体能状态进行整合评估。T2期RCC有以下情况应选择PN：①解剖性或功能性孤立肾；②双肾肿瘤；③家族性或遗传性RCC；④对侧肾功能不全或无功能；⑤健侧肾脏存在某些良性疾病（肾结石、慢性肾炎或肾盂肾炎、肾损伤或重复肾等）或合并有潜在使肾功能恶化的疾病（高血压、糖尿病等）。

h.局限性RCC累及同侧肾上腺的风险很低，切除同侧肾上腺难获额外受益。因此，如CT扫描未见肾上腺异常，应保留同侧肾上腺，如术中发现同侧肾上腺异常，应予切除。

i.目前尚无证据表明淋巴结清扫能使患者获益。EORTC开展的随机对照Ⅲ期临床研究显示，对可切除的局限性RCC（N0M0）行淋巴结清扫在DFS和OS方面无明显获益。因此，RCC在行RN时，一般不常规进行区域或扩大淋巴结清扫（extended lymph node dissection，eLND）。若术前影像学显示区域淋巴结肿大或术中触及肿大淋巴结，可行区域淋巴结清扫术或切除以明确病理分期，但不推荐进行eLND。

j.研究显示，与开放手术相比，腹腔镜手术的优点是切口小、损伤小、出血少、术后恢复快、并发症少、住院时间短，近期肿瘤控制率与开放手术无明显差异。缺点是器械昂贵、技术较复杂、熟练掌握的学习曲线较长、初学阶段手术时间较长。随技术熟练，手术时间会明显缩短，切除的彻底程度则可达到与开放手术完全相同。达分奇机器人的问世，使腹腔镜下PN的几个关键步骤变得更易掌握，学习曲线更短。目前，在技术条件允许情况下，开放手术、腹腔镜手术或机器人辅助技术都可用于RCC的治疗，选择主要根据医生的经验程度。

k.局限性RCC术后辅助放、化疗，靶向治疗均不能提高生存率，且可带来潜在不良反应。因此，T1-2N0M0期RCC患者术后应以随访观察为主，可参加临床试验，不常规使用辅助治疗。

第二节 其他治疗

见表1-4-2。

表1-4-2 局限性RCC其他治疗推荐意见

推荐意见	推荐等级
拟实施非手术治疗前，需经MDT to HIM讨论，并向患者充分说明所选方案的获益及风险[a]	弱
存在高危因素及预期寿命不佳SRMs推荐主动监测[b]	强
对满足消融治疗适应证[d]的T1a期患者，推荐消融治疗[c]	弱
非必须选择腹腔镜途径时，一般推荐经皮消融治疗[d]	弱
建议冷冻消融肿瘤<4 cm；建议射频消融肿瘤<3 cm[e]	弱
对首次消融不彻底或消融后复发者，可再行消融治疗[f]	弱
肿瘤消融前需行穿刺活检[g]	强

a. 对不能耐受或不接受手术，合并症多或预期寿命较短者可选择主动监测、消融等其他治疗手段。目前尚缺乏大型前瞻性随机对照研究证据，因此，局限性RCC决定实施非手术治疗前，需成立含泌尿外科、影像科、肿瘤内科、超声科、介入科等在内的MDT to HIM团队，并向患者充分说明所选方案的获益及风险。

b. 主动监测（active surveillance，AS）通过连续影像学检查（超声、CT或MRI）密切监测肿瘤大小变化，暂时不处理肿瘤，随访期间一旦发现肿瘤进展则给予延迟干预。患有偶发性SRMs的老年患者和存在严重合并症者肿瘤特异性死亡率较低，而非肿瘤死亡率较高。一项队列研究显示，127例SRMs进行AS，其中72例接受了穿刺活检。中位随访超过12个月（平均28个月），12%出现局部进展、1.1%出现远处转移，肿瘤直径增加速率约为0.13cm/年。一项前瞻性、非随机、多中心、小肾肿瘤延迟干预及监测（delayed intervention and surveillance for small renal masses，DISSRM）研究共纳入497例SRMs患者，其中274（55%）例选择初始干预，223（45%）例选择AS。选择AS的年龄更大、ECOG评分更低、合并症更多、肿瘤更小、多发性和双侧病变的发生率更高。选择AS的患者中，SRMs总体中位生长率为 0.11 cm/年，初始干预组和主动监测组 2 年 OS 分别为 98% 和 96%，5 年 OS 为 92% 和 75%（P=0.06）。两组 5 年 CSS 分别为 99% 和 100%（P=0.3）。

2017 年 ASCO 推荐 AS 可作为存在高危因素及预期寿命不佳 SRMs 的首选治疗方案，并明确了适用范围，绝对适应证：存在较高手术麻醉风险或预期寿命 <5 年；相对适应证：如治疗可致终末期肾病风险，SRMs<1 cm 或预期寿命 <10 年。但对年轻无合并其他疾病 SRMs 不主张行长期 AS。

c.消融治疗适应证：有严重合并症和麻醉/手术禁忌、不适合接受手术者，或患有遗传性 RCC 或双肾 RCC、需尽可能保留肾单位、并且肿瘤最大径 <4 cm 者。常用消融技术包括射频消融、冷冻消融、高强度聚焦超声、不可逆电穿孔等。回顾性研究显示：消融和 PN 治疗 T1a 期 RCC 疗效相当，5 年无瘤生存率、复发率、并发症等无显著差异，且消融对肾功能保护具有一定优势。然而，现有研究主要为单中心、小样本、回顾性研究，缺乏多中心、大样本、前瞻性、随机对照研究。一项综述纳入 2000—2019 年间发表的关于 RCC 消融治疗的 26 项非随机比较性研究。评估显示，所有研究均存在较高偏倚风险，且随访时间短；有限数据显示消融具有安全性，但与 PN 相比，长期肿瘤学结果仍不确定。对现有 11 项系统综述进行质量评估，发现所有系统综述的可信度均很低。总之，目前数据尚不足以得出消融治疗与 PN 相比，在治疗 T1N0M0 期 RCC 上有效性相当的有力结论。因此，需谨慎考虑将消融作为 PN 治疗 T1N0M0 RCC 的替代方案。

d.消融途径：可选择经皮途径和腹腔镜途径。一般肾脏背侧、外侧及肾下极的肿瘤多选择经皮途径，而对腹侧及上极肿瘤，有时须选择腹腔镜途径。一项对 167 例腹腔镜下冷冻消融治疗和 123 例经皮消融治疗的对照研究显示，两组围术期并发症发生率均为 10%，但经皮消融组的平均住院时间明显缩短（2.1±0.5 天 vs. 3.5 ±3.1 天，P<0.01）。两组肾小球滤过率下降幅度相当（P=0.21）。Kaplan-Meier 估计的 5 年 OS 和无复发率在腹腔镜下消融组中分别为 79.3% 和 85.5%，而经皮消融组分别为 86.3% 和 86.3%。结果表明，经皮消融和腹腔镜下消融在肿瘤控制、并发症、短期肾功能降低方面均相似，但经皮消融一般可在局麻下进行，且住院时间更短。有两项荟萃分析表明，经皮消融与腹腔镜下消融在肿瘤复发率、总体并发症等方面没有显著差异，但经皮消融的住院时间较短。

e.肿瘤大小对消融作用的影响：目前研究表明，对射频消融、肿瘤直径应<3 cm；对冷冻消融，直径应<4 cm。一项回顾研究显示，106例RCC（112个肿瘤）接受射频消融，中位随访79个月，肿瘤大小平均2.5cm，6年DFS和CSS为89%和96%。而在肿瘤>3 cm亚组中，DFS下降至68%。另一项系统综述表明，当T1b期RCC行冷冻消融时，与PN相比，肿瘤特异死亡率增加了2.5倍。

f.再次消融：多篇文献证实，首次消融后，对增强CT提示消融不彻底或肿瘤复发者，可行再次消融。

g.穿刺活检：研究显示，肾肿瘤穿刺活检安全性较高，并发症和针道种植率低。一项成本–效益研究表明，对小的偶发性肾肿瘤，治疗前穿刺活检的成本–效益更高，可避免很多不必要的手术。

第五章

局部进展期 RCC 的治疗

局部进展期 RCC 是指肿瘤突破肾脏被膜，累及肾周脂肪或肾窦脂肪但仍局限于 Gerota 筋膜内，可伴区域淋巴结转移或/和静脉瘤栓，但无远处转移者，包括 TNM 分期为 T1-2N1M0/ T3N0-1M0 的 RCC，临床分期为 Ⅲ 期。广义上，T4 和累及邻近器官，在无转移的情况下，通常也被归入局部进展期 RCC 范畴。

第一节 手术治疗

见表 1-5-1。

表 1-5-1 局部进展期 RCC 手术治疗推荐意见

推荐意见	推荐等级
可耐受手术者，推荐行 RN[a]	强
临床诊断淋巴结转移者，建议行腹膜后淋巴结清扫[b]	弱
合并静脉瘤栓的非转移 RCC 患者，应完整切除患肾及瘤栓[c]	强
下腔静脉瘤栓，特别是 Ⅲ-Ⅳ 级瘤栓，手术操作复杂，风险高，需 MDT to HIM 团队协作[d]	强

a.RN 是局部进展期 RCC 的主要疗法。应充分评估全身情况、合并疾病、肿瘤侵犯范围和预计手术创伤等，整合判断患者对手

术的耐受度和预期获益来制定治疗方案。对可耐受手术者，推荐RN。严格选择后的局部进展性RCC可行PN。对无法耐受手术且局部症状（如血尿）明显者，可行局部栓塞缓解症状。

b.对术前影像学提示或术中探查发现可疑区域淋巴结转移（cN+）者，可行淋巴结清扫。清扫范围有争议。目前认为淋巴结清扫不能为局部进展期患者带来生存获益，但可提供更准确的分期信息。对合并有特殊不良预后因素的肿瘤（如pT3c-pT4肿瘤、肉瘤样变、>10cm大肿瘤等），特殊情况下（如年轻大RCC患者，nccRCC等），可考虑行eLND。

c.RCC合并静脉瘤栓常采用Mayo分级，见表1-5-2。

表1-5-2　Mayo Clinic瘤栓五级分类法

分级	标准
0级	瘤栓局限在肾静脉内
I级	瘤栓头端进入下腔静脉，顶端距肾静脉开口处≤2cm
II级	瘤栓顶端距肾静脉开口处>2cm，但低于肝静脉水平
III级	瘤栓顶端超过肝静脉，但在膈肌水平以下
IV级	瘤栓顶端位于膈肌水平以上下腔静脉

目前国际上常采用Mayo Clinic瘤栓五级分类法，RCC合并静脉瘤栓的术式与瘤栓分级密切相关。0级和I级瘤栓按常规RN操作，早期结扎动脉，充分游离并依次阻断下腔静脉远心端、对侧肾静脉和下腔静脉近心端之后，一般可以完成瘤栓切除；II级需对下腔静脉做更大范围游离，必要时需结扎离断数支腰静脉和肝短静脉；III级一般采取翻肝技术，结扎离断更多的肝短静脉，将肝右叶或左右两侧肝翻向左侧以完全暴露肝后下腔静脉，术中下腔静脉近心端阻断需在第二肝门以上，需同时阻断第一肝门；III-IV级一般需请心胸外科协助建立体外循环，在深低温停循环下完成瘤栓切除。近几年，国内解放军总医院对机器人辅助下腔静脉瘤栓取出术做了有益探索，提出了以第一肝门和第二肝门为分界点的新的静脉瘤栓分类方法。

d.下腔静脉瘤栓取出术，特别是III级以上瘤栓，手术操作复杂，风险高，需MDT to HIM团队协作，应在有经验的中心开展，根据所在中心技术条件选择开放、腹腔镜或机器人辅助下手术。

第二节 术前新辅助治疗

新辅助治疗指在实施局部治疗（如手术等）前所做的系统性治疗，以缩小肿瘤、消除微转移，从而利于后续手术治疗，并有助于延长 OS。针对局限性或局部进展期 RCC 的称为新辅助治疗，而针对 mRCC 则称为术前治疗。

新辅助治疗的潜在价值在于：①改善肿瘤预后；②缩小肿瘤体积，缩小静脉癌栓，降低复杂肿瘤的手术难度及手术风险；③使某些不可切除的肿瘤可被切除，并减少切除毗邻组织器官的风险；④使某些存在 PN 绝对适应证的患者保留肾脏；⑤消除微小转移灶；⑥评价肿瘤对药物敏感性，作为术后进一步治疗的参考；⑦有研究认为，在原发肿瘤存在情况下，促血管生成和/或促免疫因子可能提高靶向治疗疗效，且较高肿瘤负荷可促进全身炎症反应和更强的免疫系统激活。目前已有回顾性及少量前瞻性研究证实术前新辅助靶向治疗或免疫治疗均可降低肿瘤分期，但无随机对照研究证实新辅助治疗可改善局部进展期 RCC 的预后。

第三节 术后辅助治疗

见表 1-5-3。

表 1-5-3　局部进展期RCC术后辅助治疗推荐意见

推荐意见		推荐等级
透明细胞癌	临床试验[a]	强
	观察随访[b]	弱
	舒尼替尼[c]	弱
	帕博利珠单抗[d]	弱
非透明细胞癌	临床试验[a]	强
	观察随访[b]	弱

a.局部进展期RCC即使手术切除，术后复发、转移风险仍高，总体生存率和生存时间均较局限性RCC显著下降，且对其术后尚无标准的辅助治疗方案，基于mRCC靶向治疗和免疫治疗取得的显著疗效，全球范围内开展了多项针对局部进展期RCC术后辅助治疗的临床试验。目前开展的主要是针对高危ccRCC，此类患者优先推荐参加临床试验。

b.观察随访的主要目的是检查有无治疗并发症，监控治疗后肾功能改变及有无心血管功能恶化，监测有否复发、转移和新生肿瘤。研究显示，定期随访者比未定期随访更具生存优势。常规随访内容包括：①病史询问；②体检；③实验室检查：尿常规、血常规、肝肾功能以及术前检查异常的血生化指标，如术前血碱性磷酸酶异常，需要进一步复查。如果有碱性磷酸酶异常升高和（或）有骨转移症状如骨痛，需要进行骨扫描。④影像学检查：胸部首选CT，胸部平片的敏感性低，已逐渐被低剂量CT取代；腹部检查包括超声、CT或MRI，超声发现异常者及中高危RCC需行腹部CT或MRI。如有神经系统症状，建议行头颅CT或MRI。

c.局部进展期RCC术后辅助靶向治疗的多个Ⅲ期临床研究结果已公布，包括ASSURE、S-TRAC、PROTECT、ATLAS、SORCE等，涉及舒尼替尼、培唑帕尼、阿昔替尼及索拉非尼等药物。所有研究的OS均为阴性结果，仅有S-TRAC研究使用足量舒尼替尼（50mg/每天，用4周停2周）辅助治疗1年时与安慰剂相比DFS获益（6.8年对5.6年，HR 0.76，95% CI 0.59~0.98，P=0.03）。但在改善DFS的同时，患者需要承担明显的药物相关毒副反应及经济负担。目前，仅对高复发风险的ccRCC者，在充分了解辅助治疗相关风险和可能获益情况下，选择术后辅助靶向治疗。辅助靶向治疗应尽量维持舒尼替尼足量（全剂量）、充分（减少剂量中断）和长时间（至少1年）用药，以减少及延缓肿瘤复发和转移。

d.一项随机、双盲、3期KEYNOTE-564研究，中位随访24.1个月，结果显示，与安慰剂相比，帕博利珠单抗显著提高DFS（24个月DFS为68.1%对77.3%，HR 0.68，95%CI 0.53~0.87，P=0.001）和OS（24个月OS为93.5%对96.6%，HR 0.54，95%CI 0.3~0.96，P=0.0164）。帕博利珠单抗组和安慰剂组的3-5级治疗相关不良事件的发生率分别为18.9%和1.2%。

第四节 康复

见表1-5-4。

表1-5-4 局部进展期RCC康复推荐意见

推荐意见	推荐等级
局部进展期RCC的康复需由MDT to HIM康复团队协作完成[a]	强
围术期实施ERAS能缩短康复时间、减少住院天数、降低住院费用[b]	强

a.肿瘤康复医学作为康复医学和肿瘤学的一个分支，秉承全程、全面、全员的原则，由肿瘤外科、肿瘤内科、放疗科、康复科、心理科、疼痛科、营养科的医生，还有康复治疗师、中医师、康复护士等构成MDT to HIM康复团队协作完成。局部进展期RCC的康复，可在临床治疗期、治疗间期、病情平稳期，分别由肿瘤临床治疗科室、康复科室、康复专科医院、中医体系等共同提供一个治疗、康复、随访、回归社会的平台，促进患者的身心康复，提高生命及生活质量。中医药在RCC康复的临床实践中亦有所应用，但目前缺乏高级别支持证据。

b.加速康复外科（Enhanced Recovery After Surgery，ERAS）指在围术期实施各种已证实有效的方法来减少或减轻患者应激及并发症，减少生理及心理创伤，降低病死率及缩短住院时间，加快术后康复速度。ERAS实施的主要内容包括：术前完善评估、禁烟禁酒、加强营养支持、完善术前教育、优化术前肠道准备方式；术中优化麻醉方式、减少应激反应、术中保温、深静脉血栓预防；术后有效镇痛、早期下床活动、早期肠内营养、如病情允许尽早拔除引流管及导尿管。ERAS的核心仍是强调以服务病人为中心的诊疗理念。ERAS涉及医师、麻醉师、手术护士等人员和护理、营养、康复、医院管理等多个环节，同时也离不开患者及其家属的配合。国内一项随机对照研究表明，ERAS能降低腹腔镜下PN术后的住院天数、住院费用、并发症发生率，并提高患者术后生活质量。更多研究证实，RN围术期实施ERAS能加速康复时间、缩短住院天数、降低住院费用。

中国肿瘤整合诊治指南

028

第六章

晚期/转移性 RCC 的治疗

晚期/转移性 RCC 指肿瘤已突破 Gerota 筋膜和/或伴区域外淋巴结转移和/或远处转移，包括 TNM 分期为 T4N0-1M0/ T1-4N0-1M1 期，临床分期为 Ⅳ 期的 RCC。mRCC 的治疗推荐在预后风险评估的基础上，开展 MDT to HIM 整合诊疗。

第一节　预后风险评估

mRCC 的预后可分为三个层面进行风险评估：组织病理预测因素，临床参数预测因素和分子标记预测因素。由于肿瘤异质性和预后影响因素混杂，临床上往往根据预后预测模型对各层面预测因素进行整合评估和预测（表 1-6-1）。

表 1-6-1　mRCC 预后风险评估推荐意见

推荐意见	推荐等级
利用 IMDC/MSKCC 等预后预测模型预测 mRCC 患者预后[a]	强
利用组织病理参数[b]、临床参数[c] 评估 mRCC 的预后	弱
某些分子标记物[d] 可能对评估 mRCC 预后有帮助	弱

a.随着药物治疗进展，mRCC的预后风险模型为危险分层和临床治疗选择发挥作用。目前常用模型包括纪念斯隆-凯特琳癌症中心（Memorial Sloan Kettering Cancer Center，MSKCC）评分和国际转移性肾细胞癌数据库联盟（International Metastatic Renal Cell Carcinoma Database Consortium，IMDC）标准（表30-6-2）。Motzer等通过分析接受细胞因子治疗后的临床数据，提出了MSKCC评分概念，将mRCC分为低危、中危和高危，相应危险分层的中位OS分别为30个月、14个月和5个月。Heng等通过分析接受靶向药物治疗的临床数据，引入了IMDC预后模型，其低危、中危和高危患者的2年OS分别为75%、53%和7%。

b.影响mRCC预后的组织病理参数包括Fuhrman核分级（ISUP核分级）和病理类型。多项回顾研究表明，核分级高（Fuhrman核分级≥3级）是mRCC不良预后的独立预测因素。ISUP核分级4级特别强调横纹肌分化和肉瘤样变对晚期患者预后的独立预测能力。总体而言，不同病理类型RCC预后差异明显，与ccRCC相比，转移性nccRCC对靶向药物及免疫检查点抑制剂的疗效更差，生存期更短。近年来，越来越多证据表明特殊类型RCC，如肾集合管癌、FH缺失型和TFE3易位相关性RCC，因有特征性基因改变，肿瘤进展快，预后极差。

c.影响晚期mRCC预后的临床参数大致有三方面：患者体力/活动状态、肿瘤负荷以及炎症/营养/酶学相关指标。体力/活动状态一般通过ECOG或Karnofsky活动状态量表评估，活动状态较差被广泛认为是晚期患者的不良预后因素。肿瘤负荷包括转移灶数量、转移病灶累及器官和原发灶或转移灶在全身肿瘤的占比等。其中转移病灶累及器官，如肝脏和脑，是预测晚期RCC不良预后的独立预测因素；而转移灶占比则是预测针对原发病灶减瘤手术是否获益的重要参数之一。营养状况、LDH、Hb、血钙和血清白蛋白、甚至CRP和中性粒细胞-淋巴细胞比值（NLR）等指标异常与预后相关。

d.不断发展的分子生物学技术在揭示RCC发生发展机制的同时，也提供了许多具有潜在预测价值的分子标志物以指导个体化精准治疗。细胞增殖相关标记（如Ki67、p53、p21、PTEN等）和低氧/血管生成通路相关标记（如：CAIX、VEGF家族、HIF-1α等）被广泛研究并报道与晚期RCC预后相关。多项研究表明免疫相关标记，如PD-L1、人白细胞抗原（HLA）类型和肿瘤浸润淋巴细胞等对免疫治疗的疗效具有一定预测作用。利用COMPARZ和RECORD3研究的相关检测数据系统分析证实，PBRM1、BAP1、SETD2、KMD5C及TP53等突变基因能预测 mRCC 预后和对靶向药物酪氨酸激酶抑制剂（tyrosine kinase inhibitor，TKI）药物的差异化反应，并发现上述突变基因能进一步增加 MSKCC 评分对预后的预测效能。JAVELIN101、IMMOTION151、CheckMate 214 等多项前瞻性 3 期临床试验利用入组人群基因组学数据先后建立了预测不同治疗方案疗效和预后的分子预测模型。然而，上述基于临床试验人群的基因集预测模型尚需经过独立的外部验证，才能真正实现指导临床的实用价值。近年来，特殊类型 RCC 的分子发病机制和组学研究受到越来越多关注。当然，针对 nccRCC 预后和疗效预测的分子标记研究多数仍处于探索阶段，一旦明确了不同病理类型 RCC 独特的分子改变并以此为治疗靶点，必定会给 nccRCC 预后和疗效带来划时代变革。

表 1-6-2　晚期 RCC 预后风险评估标准

危险因素	MSKCC 标准	IMDC 标准
1	诊断到治疗的间隔时间 <1 年	诊断到治疗的间隔时间 <1 年
2	卡式（Karnofsky）体能状态 <80%	卡式（Karnofsky）体能状态 <80%
3	血清钙>正常指标上限	血清钙>正常指标上限
4	血红蛋白<正常指标下限	血红蛋白<正常指标下限
5	乳酸脱氢酶>正常指标上限 1.5 倍	中性粒细胞>正常指标上限
6		血小板水平>正常指标上限
危险分层		
低危组	0 个危险因素	0 个危险因素
中危组	1-2 个危险因素	1-2 个危险因素
高危组	3-5 个危险因素	3-6 个危险因素

第二节 治疗

mRCC 的整合治疗，首先需要有效的系统治疗；针对患瘤肾脏、转移灶的局部治疗，其可能的获益包括减轻肿瘤负荷、减缓病情进展，改善局部压迫、疼痛等症状，以及避免或延缓、减轻病灶破坏所导致的严重后果，如脑转移所致脑疝，骨转移所致骨折等。这些临床获益在部分病人甚可转化为最终的生存获益；但对肿瘤负荷重、恶病质显著、体能状况不佳以及合并重要器官基础疾病的患者，局部治疗改善生存的价值有限，还可能因过度治疗给病人带来危害。

1 肾原发病灶的局部治疗

需整合 mRCC 病人的预后风险、肿瘤负荷、身体状况、系统治疗等因素，评估肾原发病灶局部治疗的获益和风险之后，合理选择适当的局部治疗（表 1-6-3）。

表 1-6-3 mRCC 肾原发病灶局部治疗的推荐意见

推荐意见	推荐等级
无原发灶症状的中危患者，在无充分评估疾病状态和身体状态以及系统治疗前，不推荐行即刻 CN[a]	弱
高危患者，不推荐行即刻 CN[a]	强
仅对谨慎选择的 mRCC 施行 CN[b]	弱

推荐意见	推荐等级
不适合手术但伴明显局部症状（如肉眼血尿）者，可栓塞介入治疗[c]	弱
肾原发灶放疗，仅为姑息性治疗，建议开展临床研究[d]	弱

a.2018和2019年连续发布了减瘤性肾切除（cytoreductive nephrectomy，CN）的前瞻性临床试验CARMENA和SURTIME研究。CARMENA研究显示：中高危（MSKCC分级）患者，单纯接受舒尼替尼治疗并不比先接受CN再接受舒尼替尼治疗的生存期短。SURTIME研究尽管例数有限，但仍证实在CN之前先行靶向治疗的必要性和价值。几项临床试验表明：与舒尼替尼单用相比，免疫联合免疫或靶向联合免疫组合对中高危转移性ccRCC具有更好效果。但尚缺乏CN能改善免疫联合治疗临床获益的证据。因此，CN需整合评估病情后决定。

b.仅对谨慎选择者可行CN：①无脑转移；②经全身系统治疗获益者可讨论延迟CN的价值；③对体能状态良好且不需接受全身系统治疗者，在患者充分知情同意下，可行即刻CN；④当寡转移灶与原发灶可完整切除时，可即刻CN；⑤CN应经MDT to HIM团队讨论决定。

c.不适合手术和肿瘤不能切除者，在控制局部症状情况下，小样本回顾研究显示：肾动脉栓塞可缓解或控制肉眼血尿及腰痛，改善生活质量。

d.目前没有随机研究证实，mRCC能从原发灶的局部放疗中获益。有回顾性和I/II期临床研究显示，应用立体定向放疗（stereotactic body radiation therapy，SBRT）可获优于常规放疗的近期局控率，且安全性好。但例数均较少，且缺乏长期随访。因此，SBRT只能在有精准放疗技术支持和具备丰富放疗经验的医疗中心，作为mRCC的姑息治疗，或开展相关临床研究。

2 转移灶的局部治疗

mRCC针对转移灶的局部治疗，如转移灶切除术或放疗目前仍有争议。近年研究表明，在选择性人群行转移灶局部治疗可改善患者生存，也可控制症状。但所有研究均有一定偏倚和混杂因素，故对这些研究结果应持谨慎态度（表1-6-4）。

表1-6-4　mRCC转移灶局部治疗的推荐意见

推荐意见	推荐等级
无不良风险因素且可完全切除的mRCC可尝试转移灶完全切除术[a]	弱
骨或脑转移灶可以提供SBRT，以实现局部控制和症状缓解[b]	弱
为控制局部症状，可行消融治疗或栓塞治疗[c]	弱
对原发灶及转移灶完全切除达R0者，推荐参加临床试验[d]	弱

a.RCC转移灶的完全切除及不同部位病灶手术治疗的价值：Mayo诊所Leibovich BC教授对不同系统治疗时代mRCC接受转移灶手术的疗效进行分析，结果显示，转移灶完整切除的生存均比不完整/未切除者更长。随后的多项荟萃分析亦证实转移灶切除在mRCC中的治疗价值。与CN类似的是，转移灶切除术并非在全人群中获益。在无不良IMDC/MSKCC风险因素、体能状况良好和低转移负荷患者中，CN联合转移灶切除术可改善生存，延缓系统治疗。手术风险和获益需在术前向患者充分告知。肺部是RCC最常见的转移部位。系统综述表明，肺转移灶切除与生存获益的相关性最强。另有发现伴胰腺、肾上腺和甲状腺转移者接受转移灶切除，生存获益也较大。

肝脏手术并发症较多，故接受转移灶切除术的mRCC不多见。肝转移与RCC的不良预后显著相关。两项回顾性分析证实肝转移灶切除的完整程度及转移灶发生时间与治疗效果密切相关。

骨转移临床处理更多用放疗。有回顾性研究表明骨转移灶切除联合系统治疗能进一步改善OS。对骨骼稳定性差、存在脊柱骨折、截瘫高危风险或已发生骨折、出现脊髓压迫症状、估计手术减压后功能有望恢复者，只要条件允许，宜先在骨科接受预防或抢救性手术治疗，术后再加放疗。

b.骨、脑转移灶等，放疗可缓解局部症状。包括中山大学肿瘤防治中心在内的多个医学中心先后报道靶向药物治疗基础上联合骨转移灶SBRT，可有效提高骨转移的生活质量并延长生存。中国RCC骨转移专家共识亦推荐对需要局部治疗者，除骨骼稳定性差或脊髓压迫严重需要手术外，其他情况应首选SBRT。

RCC脑转移预后极差，靶向药物和免疫药物临床试验均将脑转移患者排除，目前系统性治疗缺乏足够的脑转移临床获益证据，因此针对脑转移病灶的局部治疗尤为重要。与脑转移手术相比，放疗具有创伤小、可重复且疗效确切等优势。一项来自瑞典的研究证实，脑转移接受放疗能获与手术类似的生存时间。相比全脑照射和常规外照射放疗，SBRT颅内控制效果更好和总体临床获益。

c.通过放疗或消融对肝转移灶行局部治疗也可取得不错的局部控制效果。Maciolek等评估2011—2016年间经皮微波消融18例mRCC。消融部位包括腹膜后、对侧肾、肝、肺和肾上腺。局部控制率达93%，中位随访1.6年，5年OS为75%。对治疗选择受限者，还可行栓塞治疗，有助缓解症状。

d.原发灶及转移灶完全切除达R0者，需否继续行系统治疗尚存争议，优先推荐此类患者参加临床试验。两项前瞻性研究均未显示持续靶向治疗能改善生存。根据局部进展期RCC术后辅助靶向治疗（S-TRAC研究）的结果，术后辅助舒尼替尼治疗可能带来DFS获益，但需权衡治疗不良反应。

KEYNOTE-564是一种多中心的随机双盲Ⅲ期研究，旨在评估帕博利珠单抗对比安慰剂用于RCC术后辅助治疗的效果。2022年ASCO-GU大会上报道了在中位随访30个月的疗效与安全性结果。在高危组中包括原发肿瘤+软组织转移灶完全切除的M1期RCC患者，术后≤1年，且无疾病证据，1∶1随机接受帕博利珠单抗200mg，每3周1次，或安慰剂，每3周1次，治疗1年，结果显示生存获益（中位DFS未达到 vs. 11.6个月，24个月DFS率78.4% vs. 37.9%；HR=0.28）。

3 系统治疗

3.1 晚期/转移性透明细胞为主型RCC的系统治疗

（1）晚期/转移性透明细胞为主型RCC的一线治疗

策略（表1-6-5）

表1-6-5　晚期/转移性透明细胞为主型RCC的一线治疗策略推荐意见

风险分级[a]	推荐意见	推荐等级
低/中/高危	临床试验[b]	强
	推荐在 MDT to HIM 诊疗模式下权衡利弊后行个体化决策[c]	强
	最佳支持治疗[d]	强
	中医中药治疗[e]	弱
低危	培唑帕尼[f]	强
	舒尼替尼[g]	强
	阿昔替尼+帕博利珠单抗[h]	强
	仑伐替尼+帕博利珠单抗[i]	强
	卡博替尼+纳武单抗[j]	强
	阿昔替尼[k]	弱
	索拉非尼[l]	弱
	主动监测[m]	弱
中/高危	阿昔替尼+帕博利珠单抗[h]	强
	仑伐替尼+帕博利珠单抗[i]	强
	卡博替尼+纳武单抗[j]	强
	纳武单抗+伊匹单抗[n]	强
	卡博替尼[o]	强
中/高危	培唑帕尼[f]	强
	舒尼替尼[g]	强
	阿昔替尼[k]	弱

a. 根据 IMDC 或 MSKCC 风险预后模型进行风险评估。
b. 推荐参加临床试验仍是晚期 RCC 的优先选项。
c. 卡博替尼等药物尚未在国内上市，亦未被批准用于 RCC 治疗。尽管仑伐替尼、纳武单抗、帕博利珠单抗、伊匹单抗均已在国内上市，但均暂无RCC适应证，尤其是免疫联合治疗策略，临床用此治疗策略时应结合考虑超适应证或超说明书使用问题，推荐通过MDT to HIM诊疗模式权衡利弊后行个体化决策。

d.最佳支持治疗包括针对骨转移病灶的放疗、双磷酸盐治疗、RANKL抑制剂治疗，以及对症、止痛治疗，营养支持，心理辅导等。

e.我国药监部门批准治疗RCC的中药制剂不多，治疗适应证多针对多种肿瘤，其中也包括治疗RCC，但这些药物已上市多年，早期实验和临床研究比较薄弱，缺乏高级别证据，需积极进行深入研究。除上市的中成药外，遵从中医辨证论治原则采用中药复方治疗是中医最常用的方法，可根据患者个体差异，开展个体化治疗，具有一定优势；在减轻肿瘤相关并发症、防治靶向或免疫治疗相关毒副反应（例如治疗相关皮疹、腹泻、手足综合征等），改善生活质量方面有一定疗效。但均缺乏相关高质量研究。由于部分中药成分（如连翘类药物）可能影响TKI类药物的肝脏代谢，会降低血药浓度，可能影响靶向药物的抗瘤疗效，正在接受TKI类药物治疗者需谨慎考虑使用。

f.培唑帕尼（pazopanib）是一种能抑制血管内皮生长因子受体VEGFR-1、VEGFR-2、VEGFR-3、血小板衍生生长因子受体（PDGFR）和纤维母细胞生长因子受体FGFR-1和FGFR-3、细胞因子受体（Kit）、白介素-2受体可诱导T细胞激酶（Itk）、白细胞特异性蛋白酪氨酸激酶（Lck）、穿膜糖蛋白受体酪氨酸激酶（c-Fms）的多酪氨酸激酶抑制剂。

培唑帕尼治疗mRCC的临床数据来自国际多中心Ⅲ期临床研究，结果显示培唑帕尼的中位PFS为11.1个月，ORR为32%，显著优于安慰剂对照组。另外一项培唑帕尼与舒尼替尼对照用于mRCC一线治疗的国际多中心Ⅲ期临床研究（COMPARZ研究），国内多家中心参与了该临床试验，独立评估显示培唑帕尼与舒尼替尼的中位PFS分别为8.4与9.5个月，统计学达到非劣效，次要研究终点方面：ORR分别为31%与25%，中位OS分别为28.4与29.3个月。该研究共纳入包含中国受试者在内共计367例的亚洲患者，亚组分析显示亚洲患者培唑帕尼治疗组中位PFS8.4个月，与欧美人群无显著差异，中国人群结果显示培唑帕尼治疗组PFS为13.9个月，ORR为41%。

培唑帕尼推荐剂量：800mg口服，每天1次，不和食物同服（至少在进餐前1小时或后2小时）。

g.舒尼替尼（sunitinib）是多靶点受体酪氨酸激酶抑制剂，主要作用靶点为血管内皮生长因子受体1-2（VEGFR1-2）、血小板衍生生长因子受体（PDGFR-α、PDGFR-β）、干细胞生长因子受体（c-KIT）以及FMS样酪氨酸激酶3（FLT-3），具有抗肿瘤血管生成、抑制肿瘤细胞增殖的作用。

2007年新英格兰杂志报道舒尼替尼与α干扰素1∶1对比一线治疗转移性ccRCCⅢ期临床研究，入组750例，90%为MSKCC中低风险，中位PFS为11个月和5个月（HR 0.42，95% CI 0.32~0.54；P<0.001），ORR为31%和6%（P<0.001），中位OS为26.4个月和21.8个月（P=0.051）。从而奠定了舒尼替尼一线治疗晚期ccRCC的地位。舒尼替尼一线治疗中国mRCC的多中心Ⅳ期临床研究结果显示ORR为31.1%，中位PFS为14.2个月，中位OS为30.7个月。

基于上述临床数据，推荐舒尼替尼用于晚期ccRCC的一线治疗，用法为：50mg，每日1次，口服，4/2方案（服药4周，停药2周）给药。考虑舒尼替尼4/2给药方案血液学毒性不良反应发生率高，可选择2/1方案（服药2周，停药1周），耐受性提高，疗效未受影响。

h.阿昔替尼联合帕博利珠单抗：帕博利珠单抗（pembrolizumab）是一种程序性死亡受体-1（programmed death 1，PD-1）的单抗。阿昔替尼（axitinib）为新一代VEGFR1-3的受体多靶点酪氨酸激酶抑制剂。随机、对照Ⅲ期研究KEYNOTE-426评估了帕博利珠单抗联合阿昔替尼对比舒尼替尼一线治疗转移性ccRCC的疗效和安全性。861例随机分为帕博利珠单抗（200mg，静脉滴注，每3周1次）联合阿昔替尼（5mg，口报，每日2次）（432例）和舒尼替尼组（50mg，口服，每日1次，给药4周/停药2周）（429例）。与舒尼替尼相比，帕博利珠单抗联合阿昔替尼显著改善了OS（HR=0.53，95% CI 0.38~0.74，P<0.0001）、中位PFS（15.1 vs. 11.1个月，HR=0.69，95% CI 0.57~0.84，P=0.0001）及ORR（59.3% vs. 35.7%，P<0.0001）。帕博利珠单抗联合阿昔替尼在所有亚组中都观察到良好疗效，包括IMDC风险组和PD-L1表达亚组。治疗相关3~5级不良事件发生率，帕博利珠单抗联合阿昔替尼组为62.9%，舒尼替尼组为58.1%。

i.仑伐替尼联合帕博利珠单抗：仑伐替尼（lenvatinib）是酪氨酸激酶RTK抑制剂，可抑制血管内皮生长因子受体VEGFR1、VEGFR2、VEGFR3、纤维生长因子受体（FGR1-4）、血小板源性生长因子受体α（PDGFRα）、KIT及RET，这些激酶除发挥正常细胞功能外，还参与病理血管生成、肿瘤生长及进展。

随机、对照、Ⅲ期临床研究KEYNOTE-581/CLEAR纳入1069

例未经治疗的晚期 ccRCC，按 1∶1∶1 比例随机分配接受仑伐替尼（20mg，口服，每日 1 次）+帕博利珠单抗（200mg，静脉滴注，每 3 周 1 次）或仑伐替尼（18mg，口服，每日 1 次）+依维莫司（5mg，口服，每日 1 次）或舒尼替尼（50mg，口服，每日 1 次，给药 4 周/停药 2 周）。结果显示，与舒尼替尼组相比，仑伐替尼联合帕博利珠单抗组显著延长中位 PFS（23.9 vs. 9.2 mo，HR=0.39，95%CI：0.32 ·0.49，P<0.001）；不论患者 PD-L1 表达水平，IMDC 风险分层，仑伐替尼联合帕博利珠单抗均能带来显著 PFS 获益。中位 OS 均未达到，但与舒尼替尼组比，仑伐替尼联合帕博利珠单抗组延长 OS（HR=0.66，95%CI：0.49 ~ 0.88，P=0.005）。仑伐替尼联合帕博利珠单抗组 ORR 更高（71.0% vs. 36.1%），CR 也更高（16.1% vs. 4.2%）。≥3 级治疗相关不良反应分别为 71.6% 和 58.8%。

j. 卡博替尼联合纳武单抗：纳武单抗（nivolumab）是一种抗 PD-1 的单抗。卡博替尼（cabozantinib）是针对 VEGFR、MET、AXL 等靶点的口服小分子激酶抑制剂。随机、开放、Ⅲ 期临床研究 Checkmate 9ER 评估纳武单抗联合卡博替尼对比舒尼替尼一线治疗转移性 ccRCC 的疗效和安全性。651 例随机分为纳武单抗（240mg，静脉滴注，每 2 周 1 次）联合卡博替尼（40mg，口服，每日 1 次）组（323 例）和舒尼替尼（50mg，口服，每日 1 次，给药 4 周/停药 2 周）组（328 例）。与舒尼替尼相比，纳武单抗联合卡博替尼显著改善了中位 PFS（17.0 vs. 8.3 个月，HR=0.52，95% CI 0.43 ~ 0.64，P<0.0001）、OS（NR vs. 29.5 个月，HR=0.66，95% CI 0.50 ~ 0.87，P=0.0034）及 ORR（54.8% vs. 28.4%）。

k. 2013 年 Lancet 报道随机对照 Ⅲ 期临床研究，288 例按阿昔替尼与索拉非尼 2∶1 入组一线治疗晚期 ccRCC，中位 PFS 分别为 10.1 个月和 6.5 个月（HR 0.77，95% CI 0.56~1.05）。尽管 PFS 延长了 3.6 个月，由于例数偏少，统计学无显著差异，但仍表现出阿昔替尼一线治疗晚期 ccRCC 的有效性。基于临床研究数据，推荐阿昔替尼作为晚期 ccRCC 的一线治疗，具体用法为 5mg，每日 2 次。

l. 索拉非尼（sorafenib）是最早上市用于 mRCC 的多靶点受体酪氨酸酶抑制剂，具有双重抗瘤作用：一方面通过抑制 RAF/MEK/ERK 信号传导通路，另一方面作用于 VEGFR、PDGFR、以及 c-KIT、FLT-3、MET 等靶点，抑制肿瘤生长。

2009 年临床肿瘤学杂志报道索拉非尼与 α 干扰素 1∶1 对比一线治疗转移性 ccRCC Ⅱ 期临床研究，共 189 例，索拉非尼 400mg

每天两次，α干扰素900万单位 每周三次，索拉非尼组进展后可加量至600mg 每天两次，干扰素组进展后可交叉到索拉非尼组。索拉非尼与α干扰素中位PFS分别为5.7个月和5.6个月，两组出现肿瘤缩小的比例分别为68.2%和39.0%，索拉非尼组生活质量评分更好，耐受性也更好。但索拉非尼一线治疗缺乏有效的大型研究且替代药物越来越多，目前NCCN不推荐索拉非尼一线治疗晚期ccRCC，主要用于后线治疗。

一项国内多中心研究对845例晚期RCC一线索拉非尼或舒尼替尼治疗后的生存和预后因素进行了回顾性分析，结果显示索拉非尼组与舒尼替尼组的中位PFS时间分别为11.1个月和10.0个月（P = 0.028），两组中位OS无差异，均为24个月。于索拉非尼具有良好耐受性及在亚洲人群显示较高的有效率，因此目前在国内索拉非尼仍在部分mRCC推荐为一线治疗方案。

m.临床观察中发现小部分mRCC肿瘤进展缓慢，呈惰性发展，权衡RCC治疗药物的疗效与毒性反应，RINI团队开展了一项II期临床研究，即对无症状mRCC，在医患双方知情同意情况下采取主动监测（AS）的治疗策略，入组48例，结果证实这部分患者从AS到接受药物治疗的时间可延缓14.9个月。因此，选择部分无症状mRCC接受AS不失为少数mRCC的一种治疗选择。

n.纳武单抗联合伊匹单抗：伊匹单抗（ipilimumab）是一种人类细胞毒性T细胞抗原4（CTLA-4）的阻断抗体。CheckMate214为多中心随机对照III期临床研究，评估纳武单抗联合伊匹单抗对比舒尼替尼一线治疗中高危mRCC（1082例）的效果。结果显示在IMDC中高危mRCC，联合治疗组与舒尼替尼组ORR（42%对27%，P<0.001）及中位OS（未达到对26个月，P<0.001）均有明显获益。因此，2018年FDA批准纳武单抗联合伊匹单抗作为IMDC中高危mRCC的标准一线治疗。

o.一项II期多中心随机研究（CABOSUN）比较卡博替尼和舒尼替尼一线治疗中危或高危（Heng氏评分）ccRCC的疗效。157例按1：1随机接受一线卡博替尼（60mg，每日1次）或舒尼替尼（50mg，4/2方案）治疗，结果显示卡博替尼组PFS显著优于舒尼替尼组，两组中位PFS为8.2与5.6个月（P = 0.012），ORR为46%和18%，OS为30.3与21.8个月。

基于国外临床研究数据，推荐卡博替尼可以作为中高危晚期ccRCC的一线治疗，具体用法为60mg，每日1次。

（2）晚期/转移性透明细胞为主型RCC的后线系统

治疗（表1-6-6）

表1-6-6　晚期/转移性透明细胞为主型RCC后线系统治疗推荐意见

推荐意见	推荐等级
临床试验[a]	强
推荐在MDT to HIM诊疗模式下权衡利弊后行个体化决策[b]	强
最佳支持治疗[c]	强
阿昔替尼[d]	强
依维莫司[e]	强
卡博替尼[f]	强
纳武单抗[g]	强
仑伐替尼+依维莫司[h]	强
培唑帕尼[i]	弱
舒尼替尼[j]	弱
索拉非尼[k]	弱
阿昔替尼+帕博利珠单抗[l]	弱
仑伐替尼+帕博利珠单抗[l]	弱
卡博替尼+纳武单抗[l]	弱
中医中药治疗[m]	弱

a.推荐参加临床试验仍是mRCC的优先选项。

b.包括卡博替尼和伊匹单抗等药物目前国内尚未上市，亦未获批用于RCC治疗。尽管仑伐替尼、纳武单抗、帕博利珠单抗均已在国内上市，但均暂无RCC适应证，尤其是免疫联合治疗策略，临床应用时应结合考虑超适应证或超说明书使用问题，推荐通过MDT to HIM诊疗模式权衡利弊行个体化决策。

c.最佳支持治疗包括针对骨转移灶的放疗、双磷酸盐治疗、RANKL抑制剂治疗，以及对症、止痛治疗，营养支持，心理辅导等。

d.2011年Lancet报道随机对照Ⅲ期临床研究（AXIS研究），针对一线治疗失败（绝大部分为细胞因子或舒尼替尼）的mRCC

二线治疗，共 723 例按 1 : 1 接受阿昔替尼或索拉非尼治疗，中位 PFS 为 6.7 个月和 4.7 个月（HR 0.665；95% CI 0.544~0.812；P<0.0001），ORR 为 19% 和 9%（P=0.0001），一线为细胞因子治疗的中位 PFS 为 12.1 个月和 6.5 个月（P<0.0001），一线为舒尼替尼的中位 PFS 为 4.8 个月和 3.4 个月（P=0.01），中位 OS 为 20.1 个月和 19.3 个月。一项亚洲 mRCC 患者二线接受阿昔替尼治疗的注册临床研究，其中大部分为中国患者，结果显示阿昔替尼中位 PFS 为 6.5 个月，ORR 为 23.7%。亚组分析显示既往接受舒尼替尼治疗患者二线接受阿昔替尼的中位 PFS 时间为 4.7 个月。基于上述临床试验结果，推荐阿昔替尼作为 mRCC 的二线治疗，用法为阿昔替尼 5mg，每日 2 次。

e. 依维莫司（everolimus）为口服 mTOR 抑制剂，用于 mRCC 的临床数据主要来自 2008 年的一项国际多中心随机对照 III 期临床研究（RECORD-1 研究）。经舒尼替尼或索拉非尼治疗后进展的 mRCC 按 2 : 1 接受依维莫司或安慰剂治疗，最终中位 PFS 为 4.9 个月和 1.9 个月（HR，0.33；P <0.001），安慰剂组进展后 80% 交叉到依维莫司组，故两组中位 OS 无明显差异，分别为 14.8 个月和 14.4 个月。依维莫司常见的不良反应为胃炎、皮疹和乏力。一项国内患者接受依维莫司治疗的多中心注册临床研究（L2101 研究），证实依维莫司作为 TKI 治疗失败后二线靶向治疗的疗效及安全性，疾病控制率 61%，中位 PFS 为 6.9 个月，临床获益率 66%，1 年 OS 为 56%，1 年 PFS 为 36%。

基于上述临床试验结果，推荐依维莫司作为 mRCC TKI 治疗失败后的二线治疗药物，用法为依维莫司 10mg，每日 1 次。

f. 卡博替尼二线治疗晚期 ccRCC 与依维莫司比较有明显生存优势，2016 年 Lancet Oncol 报道 METEOR 研究，针对一线接受 VEGFR-TKI 治疗后进展的 ccRCC，1 : 1 接受卡博替尼与依维莫司治疗，结果中位 OS 为 21.4 个月和 16.5 个月（HR 0.66，95% CI 0.53~0.83；P=0.00026）。

卡博替尼在中国尚未上市，但基于上述国外临床试验结果，推荐卡博替尼作为 mRCC TKI 治疗失败后的二线治疗药物，用法为卡博替尼 60mg，每日 1 次。

g. 纳武单抗：2015 年 CheckMate 025 研究结果显示针对接受过 1~2 种治疗后进展的 ccRCC，按 1 : 1 接受纳武单抗和依维莫司治疗，中位 OS 为 25.0 个月和 19.6 个月，ORR 为 25% 和 5%，中位 PFS 为 4.6 个月和 4.4 个月。3/4 度不良反应发生率为 19% 和 37%。

h. 仑伐替尼+依维莫司：2016 年 Lancet Onco 报道仑伐替尼联合

依维莫司二线治疗 ccRCC 的 II 期临床研究，153 例随机接受仑伐替尼联合依维莫司治疗、仑伐替尼单药治疗和依维莫司单药治疗，联合组与依维莫司组中位 PFS 为 14.6 个月和 5.5 个月，中位 OS 为 25.5 个月和 15.4 个月，仑伐替尼单药组中位 OS 18.4 个月。

i. 培唑帕尼一线治疗 III 期试验中有 202 例为细胞因子治疗后进展患者，培唑帕尼与安慰剂的中位 PFS 为 7.4 个月和 4.2 个月。另一项 56 例 II 期研究显示，针对舒尼替尼或贝伐珠单抗治疗后失败患者，培唑帕尼治疗有效率 27%，中位 PFS 为 7.5 个月，2 年 OS 43%。

j. 舒尼替尼针二线治疗经细胞因子治疗后进展的 mRCC 同样表现出一定有效性。2006 年 JCO 报道回顾性研究，63 例经细胞因子治疗后进展的 mRCC 二线接受舒尼替尼治疗，有效率达 40%，中位 PFS 为 8.7 个月。同样，2006 年 JAMA 报道 106 例回顾性研究，ORR 为 34%，中位 PFS 为 8.3 个月。

k. 索拉菲尼：2009 年 JCO 报道 III 期随机对照临床研究，针对一线治疗失败（绝大部分为细胞因子）的晚期 ccRCC，一线治疗至少持续 8 个月，ECOG 0~1 分，共 903 例分别接受索拉非尼和安慰剂治疗，两组的 PFS 为 5.5 个月和 2.8 个月，中位 OS 为 17.8 个月和 14.3 个月（HR = 0.78；P = 0.029）。

l. II 期研究显示：对一线靶向治疗进展的转移性 ccRCC，二线使用靶向 TKIs 联合免疫（PD-1 抑制剂）的 ORR、PFS 更高，毒副反应可接受。

m. 中医药治疗尚缺乏高级别证据。可开展个体化治疗，在减轻肿瘤相关并发症、防治靶向或免疫治疗相关毒副反应，改善生活质量方面有一定帮助。

3.2 晚期/转移性非透明细胞为主型RCC的系统治疗（表1-6-7）

表1-6-7 晚期/转移性非透明细胞为主型RCC系统治疗推荐意见

推荐意见	推荐等级
临床试验[a]	强
推荐在MDT to HIM诊疗模式下权衡利弊后进行个体化决策[b]	强
最佳支持治疗[c]	强
舒尼替尼[d]	强
卡博替尼[e]	弱
依维莫司[f]	弱
仑伐替尼+依维莫司[g]	弱
培唑帕尼[h]	弱
贝伐珠单抗+厄洛替尼[i]	弱
贝伐珠单抗+依维莫司[j]	弱
化疗[k]	弱
中医中药治疗[l]	弱

a.晚期nccRCC由于样本量少，缺乏相应大宗随机对照临床试验，在任何情况下均首选参加临床试验。

b.包括卡博替尼等药物目前在国内尚未上市，亦未获批用于RCC治疗。临床上应用卡博替尼或免疫联合治疗策略时应视为超适应证或超说明书使用。根据一些小样本前瞻性研究或回顾性数据分析结果，以不同等级推荐患者接受已获批晚期ccRCC治疗适应证的药物治疗同时针对这部分患者治疗疗效的不确定性，强烈建议患者接受MDT to HIM模式诊疗。

c.最佳支持治疗包括针对骨转移灶的放疗、双磷酸盐治疗、RANKL抑制剂治疗，以及对症、止痛治疗，营养支持，心理辅导等。

d.舒尼替尼：对nccRCC的研究目前多为Ⅱ期临床研究，一项涉及 31 例的研究中，对 nccRCC，舒尼替尼的有效率为 36%，中位 PFS 为 6.4 个月；另一项 53 例研究中，舒尼替尼/索拉非尼的有效率为 23%，中位 PFS 为 10.6 个月。

ASPEN 研究，108 例 nccRCC 初治者随机接受舒尼替尼和依维莫司治疗，中位 PFS 为 8.3 个月和 5.6 个月，低和中危组中位 PFS 为 14.0 个月与 5.7 个月、6.5 个月与 4.9 个月；高危组依维莫司略占优势，但无统计学意义（4.0 个月与 6.1 个月）。

ESPN 研究，68 例随机接受舒尼替尼和依维莫司，一线治疗两组中位 PFS 为 6.1 个月和 4.1 个月（P=0.6），中位 OS 为 16.2 个月和 14.9 个月（P=0.18）。

e. 卡博替尼：2019 年报道的一项多中心、回顾性队列研究，评估卡博替尼治疗晚期 nccRCC 的疗效及安全性。结果显示，112 例 nccRCC 接受治疗，其中乳头状癌 66 例（59%），Xp11.2 易位型 17 例（15%），组织学未分类者 15 例（13%），嫌色细胞癌 10 例（9%），集合管型 4 例（4%）。30 例（27%，95%CI 19%~36%）获得客观缓解。中位随访 11 个月（IQR：6~18 个月），至治疗失败的中位时间为 6.7 个月（95%CI 5.5~8.6 个月），中位 PFS 为 7.0 个月（95%CI 5.7~9.0 个月），中位 OS 为 12.0 个月（95%CI 9.2~17.0 个月）。最常见的不良事件为疲劳（52%）和腹泻（34%）。最常见的 3 级不良事件为皮肤毒性（皮疹和手足综合征，4%）和高血压（4%）。未观察到治疗相关性死亡。

f. 依维莫司：一项 II 期临床研究显示，34 例初治的转移性 nccRCC 接受贝伐珠单抗+依维莫司治疗，中位 PFS 和 OS 为 11.0 个月和 18.5 个月，ORR 为 29%。

g. 仑伐替尼+依维莫司：一项单臂、多中心 II 期研究（Study 221），共 31 例初治晚期或转移性 nccRCC（乳头状 n=20，嫌色细胞 n=9，未分类 n=2），接受 lenvatinib（18mg/天）和依维莫司（5mg/天）联合治疗。2020 年 ASCO-GU 会上公布的结果显示：ORR 为 25.8%（95%CI：11.9~44.6），8 例（乳头状 n=3，嫌色细胞 n=4，未分类 n=1）获得部分缓解（PR）。58%（n=18）疾病稳定（SD）。临床受益率[CR+PR+持久 SD（持续时间≥23 周）]为 61.3%。无患者获 CR。中位 PFS 为 9.23 个月（95%CI：5.49~不可估计[NE]），中位 OS 为 15.64 个月（95%CI：9.23-NE）。32.3% 的患者出现了导致 lenvatinib 联合依维莫司撤药或停药的治疗相关不良事件（TEAE）。TEAE 导致剂量减少在 45.2% 的患者中发生、TEAE 导致剂量中断发生在 67.7% 的患者中。最常见的 TEAE 是疲劳（71%）、腹泻（58.1%）、食欲下降（54.8%）、恶心（54.8%）和呕吐（51.6%）。≥3 级 TEAE 发生率 48.4%，最常见高血压（16.1%）、恶性肿瘤进展（12.9%）、腹泻（9.7%）和疲劳、恶心、呕吐、蛋白尿和血小板减少（各6.5%）。

h.培唑帕尼：一项意大利的回顾性研究，37例nccRCC一线接受培唑帕尼治疗，疾病控制率81%，有效率27%，中位PFS和OS为15.9个月和17.3个月。

i.贝伐珠单抗+厄洛替尼：一项Ⅱ期临床研究显示，41例肾乳头状癌接受贝伐珠单抗+厄罗替尼治疗，其中19例至少接受过一次系统治疗，遗传性平滑肌瘤病RCC综合征相关性RCC（HL-RCC）有效率60%，散发乳头状RCC有效率29%，中位PFS为24.2个月和7.4个月。

j.贝伐珠单抗+依维莫司：一项Ⅱ期临床研究显示，34例初治nccRCC接受贝伐珠单抗+依维莫司治疗，中位PFS和OS为11.0个月和18.5个月，有效率29%。

k.化疗：集合管癌和肾髓质癌对系统治疗高度耐药，转移后中位OS不足7个月。目前主要以化疗为主，遗憾的是，治疗后集合管癌OS仅提升至10.5~12.5个月，髓质癌OS不超过9个月。基于针对两种病理类型RCC的多组学研究，未来有望开展相应的临床研究，进一步提升生存概率。

l.中医药治疗尚缺乏高级别证据。可开展个体化治疗，在减轻肿瘤相关并发症，防治靶向或免疫治疗相关毒副反应，改善生活质量方面有一定帮助。

第七章

随访

随访主要目的是观察有无治疗并发症，监控治疗后肾功改变及有无心血管功能恶化，监测有否复发、转移和新生肿瘤。定期随访者更具生存优势（表1-7-1）。

表1-7-1　肾癌随访推荐意见

推荐意见	病史询问及体格检查[a]	实验室检查[b]	影像学检查[c]	其他	推荐强度
T1a期RCC采取AS	1次/年，可根据临床具体情况调整	1次/年，可根据临床具体情况调整。	1次/3~6月，持续1年，以后1次/年，可根据临床具体情况调整。	应基于肿瘤危险分层、患者身体情况并结合当地医疗条件等因素个体化制定随访方案[d]	弱

推荐意见	病史询问及体格检查[a]	实验室检查[b]	影像学检查[c]	其他	推荐强度
T1a期RCC消融治疗后	1次/年，可根据临床具体情况调整	1次/年，可根据临床具体情况调整	影像学检查[b]，1次/3~6月，持续5年，以后1次/年，可根据临床具体情况调整	怀疑肿瘤复发或进展者，应缩短复查间隔时间，必要时行穿刺活检。	弱
局限性RCC术后	1次/年，可根据临床具体情况调整	至少1次/年，可根据临床具体情况调整	1次/3~6月，持续3年，以后1次/年，可根据临床具体情况调整	对切缘阳性或高复发风险肿瘤（如伴有高级别或肉瘤样成分的RCC），以及怀疑肿瘤复发或进展者，应缩短复查间隔时间	弱
局部进展期RCC手术后	1次/3~6月，持续3年，以后1次/年，可根据临床具体情况调整	1次/3~6月，持续3年，以后1次/年，可根据临床具体情况调整	1次/3~6月，持续1年，以后1次/年，可根据临床具体情况调整	有临床指证怀疑转移时需完善相关检查[e]	弱

048

推荐意见	病史询问及体格检查[a]	实验室检查[b]	影像学检查[c]	其他	推荐强度
晚期/转移性RCC	1次/6~16周，或根据临床具体情况调整	根据临床用药具体情况调整	留取治疗前的CT/MRI检查作为基线片。1次/6~16周，根据临床具体情况调整	有临床指证怀疑转移时需完善相关检查[e]	弱

a.病史询问及体检通常每年1次，可据临床情况调整。体检除腹部外，还包括颈淋巴结、精索静脉曲张及下肢水肿等的检查。

b.实验室检查：目前尚无公认用于RCC辅助诊断的血清肿瘤标志物。常规检查包括尿常规、血常规、肝肾功能。如术前血碱性磷酸酶异常，常需进一步复查，如持续碱性磷酸酶升高伴（或不伴）骨痛者提示骨转移，需行骨扫描。碱性磷酸酶升高也可是肝转移或副瘤综合征。实验室检查至少每年一次，可据情况调整。

c.影像学检查：①对无明显禁忌者，腹部增强CT/MRI优于平扫；②胸片或CT用于肺转移瘤或新发病变排查，胸片敏感性低已逐渐被低剂量CT取代；③可据情况调整，对切缘阳性或高复发风险肿瘤（如伴高级别或肉瘤样成分的RCC）以及怀疑复发或进展者，应缩短复查间隔时间，必要时行穿刺活检。

d.应基于肿瘤危险分层、治疗选择、患者身体情况并结合当地医疗条件等因素个体化制定随访方案。①有学者提出个性化的基于风险的RCC随访策略。使用竞争性风险模型计算非RCC死亡危险超过RCC复发风险的时间，结果支持基于风险的随访方案。② VHL综合征随访应每6个月进行腹部和头部CT扫描1次。每年进行一次中枢神经系统的MRI，尿儿茶酚胺测定，眼科和听力检查。

e.有临床指证时需完善相关检查：①有神经系统症状者，建议行头颅MRI或CT，MRI对脑转移诊断优于CT；②怀疑有脊柱转移时行MRI；③因碱性磷酸酶持续增高，或伴骨痛而怀疑骨转移时行骨扫描；④PET-CT 仅推荐用于临床怀疑复发或转移者，目前不推荐将其列为常规随访手段。

参考文献

[1] 樊代明.整合肿瘤学·临床卷[M].北京：科学出版社，2021.

[2] SUNG H，FERLAY J，SIEGEL R L，et al.Global Cancer Sta-
tistics 2020：GLOBOCAN Estimates of Incidence and Mortality
Worldwide for 36 Cancers in 185 Countries [J].CA：a cancer
journal for clinicians，2021，71（3）：209-49.

[3] 赫捷、魏文强、张思维、等.2019 中国肿瘤登记年报[M].北
京：人民卫生出版社，2020：178-186.

[4] TAHBAZ R，SCHMID M，MERSEBURGER A S.Prevention of
kidney cancer incidence and recurrence：lifestyle，medication
and nutrition [J].Current opinion in urology，2018，28（1）：
62-79.

[5] ROSSI S H，KLATTE T，USHER-SMITH J，et al.Epidemiolo-
gy and screening for renal cancer [J].World journal of urology，
2018，36（9）：1341-53.

[6] CAMPBELL S，UZZO R G，ALLAF M E，et al.Renal Mass
and Localized Renal Cancer：AUA Guideline [J].The Journal of
urology，2017，198（3）：520-9.

[7] 闫冰，刘克克，王辉.超声造影在肾脏良恶性肿瘤中的鉴别
诊断价值[J].微量元素与健康研究，2019，36（5）：20-21.

[8] LJUNGBERG B，ALBIGES L，ABU-GHANEM Y，et al.Euro-
pean Association of Urology Guidelines on Renal Cell Carcino-
ma：The 2019 Update [J].European urology，2019，75（5）：
799-810.

[9] VIG S V L，ZAN E，KANG S K.Imaging for Metastatic Renal
Cell Carcinoma [J].The Urologic clinics of North America，
2020，47（3）：281-91.

[10] LUI S T，SHUCH B.Genetic Testing in Kidney Cancer Pa-
tients：Who，When，and How? [J].European urology focus，

2019，5（6）：973-6.

[11] MACKLIN P S，SULLIVAN M E，TAPPING C R，et al.Tumour Seeding in the Tract of Percutaneous Renal Tumour Biopsy：A Report on Seven Cases from a UK Tertiary Referral Centre [J].European urology，2019，75（5）：861-7.

[12] COOPER S，FLOOD T A，KHODARY M E，et al.Diagnostic Yield and Complication Rate in Percutaneous Needle Biopsy of Renal Hilar Masses With Comparison With Renal Cortical Mass Biopsies in a Cohort of 195 Patients [J].AJR American journal of roentgenology，2019，212（3）：570-5.

[13] ANDREWS J R，ATWELL T，SCHMIT G，et al.Oncologic Outcomes Following Partial Nephrectomy and Percutaneous Ablation for cT1 Renal Masses [J].European urology，2019，76（2）：244-51.

[14] ABU-GHANEM Y，FERNáNDEZ-PELLO S，BEX A，et al. Limitations of Available Studies Prevent Reliable Comparison Between Tumour Ablation and Partial Nephrectomy for Patients with Localised Renal Masses：A Systematic Review from the European Association of Urology Renal Cell Cancer Guideline Panel [J]. European urology oncology，2020，3（4）：433-52.

[15] CAMPBELL S C，UZZO R G，KARAM J A，et al.Renal Mass and Localized Renal Cancer：Evaluation，Management，and Follow-up：AUA Guideline：Part II [J].The Journal of urology，2021，206（2）：209-18.

[16] PECORARO A，ROSIELLO G，LUZZAGO S，et al.Small Renal Masses With Tumor Size 0 to 2 cm：A SEER-Based Study and Validation of NCCN Guidelines [J].Journal of the National Comprehensive Cancer Network：JNCCN，2020，18（10）：1340-7.

[17] 徐斌，宋尚卿，吴震杰，等.肾癌冷冻消融术64例经验总

结 [J].中华泌尿外科杂志，2018，39（6）：422-7.

[18] WAH T M，LENTON J，SMITH J，et al.Irreversible electro-poration（IRE）in renal cell carcinoma（RCC）：a mid-term clinical experience [J].European radiology，2021，31（10）：7491-930：1-9.

[19] JOHNSON B A，SOROKIN I，CADEDDU J A.Ten-Year Out-comes of Renal Tumor Radio Frequency Ablation [J].The Jour-nal of urology，2019，201（2）：251-8.

[20] PECORARO A，PALUMBO C，KNIPPER S，et al.Cryoabla-tion Predisposes to Higher Cancer Specific Mortality Relative to Partial Nephrectomy in Patients with Nonmetastatic pT1b Kidney Cancer [J].The Journal of urology，2019，202（6）：1120-6.

[21] BHINDI B，WALLIS C J D，BOORJIAN S A，et al.The role of lymph node dissection in the management of renal cell carci-noma：a systematic review and meta-analysis [J].BJU interna-tional，2018，121（5）：684-98.

[22] BLOM J H M，POPPEL H V，MARéCHAL J M，et al.Radi-cal Nephrectomy with and without Lymph-Node Dissection：Final Results of European Organization for Research and Treat-ment of Cancer（EORTC）Randomized Phase 3 Trial 30881 [J].European urology，2009，55（1）：28-34.

[23] KWON T，SONG C，HONG J H，et al.Reassessment of renal cell carcinoma lymph node staging：analysis of patterns of pro-gression [J].Urology，2011，77（2）：373-8.

[24] CAPITANIO U，SUARDI N，MATLOOB R，et al.Extent of lymph node dissection at nephrectomy affects cancer-specific survival and metastatic progression in specific sub-categories of patients with renal cell carcinoma（RCC）[J].BJU interna-tional，2014，114（2）：210-5.

[25] WANG B，LI H，MA X，et al.Robot-assisted Laparoscopic

Inferior Vena Cava Thrombectomy: Different Sides Require Different Techniques [J]. European urology, 2016, 69 (6): 1112-9.

[26] GHOREIFI A, DJALADAT H. Surgical Tips for Inferior Vena Cava Thrombectomy [J]. Current urology reports, 2020, 21 (12): 51.

[27] RINI B I, POWLES T, ATKINS M B, et al. Atezolizumab plus bevacizumab versus sunitinib in patients with previously untreated metastatic renal cell carcinoma (IMmotion151): a multicentre, open-label, phase 3, randomised controlled trial [J]. Lancet (London, England), 2019, 393 (10189): 2404-15.

[28] MOTZER R, ALEKSEEV B, RHA S Y, et al. Lenvatinib plus Pembrolizumab or Everolimus for Advanced Renal Cell Carcinoma [J]. The New England journal of medicine, 2021, 384 (14): 1289-300.

[29] RINI B I, PLIMACK E R, STUS V, et al. Pembrolizumab plus Axitinib versus Sunitinib for Advanced Renal-Cell Carcinoma [J]. The New England journal of medicine, 2019, 380 (12): 1116-27.

[30] MOTZER R J, PENKOV K, HAANEN J, et al. Avelumab plus Axitinib versus Sunitinib for Advanced Renal-Cell Carcinoma [J]. The New England journal of medicine, 2019, 380 (12): 1103-15.

[31] CHOUEIRI T K, POWLES T, BUROTTO M, et al. Nivolumab plus Cabozantinib versus Sunitinib for Advanced Renal-Cell Carcinoma [J]. The New England journal of medicine, 2021, 384 (9): 829-41.

[32] DEUKER M, STOLZENBACH F, ROSIELLO G, et al. Renal Cell Carcinoma: Comparison between Variant Histology and Clear Cell Carcinoma across All Stages and Treatment Modali-

ties [J].The Journal of urology, 2020, 204 (4): 671-6.

[33] SUN G, ZHANG X, LIANG J, et al.Integrated Molecular Characterization of Fumarate Hydratase-deficient Renal Cell Carcinoma [J].Clinical cancer research: an official journal of the American Association for Cancer Research, 2021, 27 (6): 1734-43.

[34] XU Y, ZHANG Y, WANG X, et al.Prognostic value of performance status in metastatic renal cell carcinoma patients receiving tyrosine kinase inhibitors: a systematic review and meta-analysis [J].BMC cancer, 2019, 19 (1): 168.

[35] 张浩然，张兴明，朱旭东，等.不同部位转移灶对肾癌患者预后的影响及其对IMDC评分的改良价值 [J].中华泌尿外科杂志，2020，41（6）：439-445.

[36] DINATALE R G, XIE W, BECERRA M F, et al.The Association Between Small Primary Tumor Size and Prognosis in Metastatic Renal Cell Carcinoma: Insights from Two Independent Cohorts of Patients Who Underwent Cytoreductive Nephrectomy [J].European urology oncology, 2020, 3 (1): 47-56.

[37] 徐达，潘秀武，陈佳鑫，等.基因检测技术指导晚期转移性肾癌个体化靶向治疗的初步经验 [J].中华泌尿外科杂志，2019，40（5）：365-369.

[38] BRAUN D A, ISHII Y, WALSH A M, et al.Clinical Validation of PBRM1 Alterations as a Marker of Immune Checkpoint Inhibitor Response in Renal Cell Carcinoma [J].JAMA oncology, 2019, 5 (11): 1631-3.

[39] MOTZER R J, ROBBINS P B, POWLES T, et al.Avelumab plus axitinib versus sunitinib in advanced renal cell carcinoma: biomarker analysis of the phase 3 JAVELIN Renal 101 trial [J].Nature medicine, 2020, 26 (11): 1733-41.

[40] MOTZER R J, BANCHEREAU R, HAMIDI H, et al.Molecular Subsets in Renal Cancer Determine Outcome to Checkpoint

and Angiogenesis Blockade [J].Cancer cell，2020，38（6）：803-17.e4.

[41] MOTZER，R.J.Interferon-Alfa as a Comparative Treatment for Clinical Trials of New Therapies Against Advanced Renal Cell Carcinoma [J].Jclinoncol，2002，20（1）：289-96.

[42] SINGLA N，HUTCHINSON R C，GHANDOUR R A，et al. Improved survival after cytoreductive nephrectomy for metastatic renal cell carcinoma in the contemporary immunotherapy era：An analysis of the National Cancer Database [J].Urologic oncology，2020，38（6）：604.e9-.e17.

[43] LUZZAGO S，PALUMBO C，ROSIELLO G，et al. Association Between Systemic Therapy and/or Cytoreductive Nephrectomy and Survival in Contemporary Metastatic Non-clear Cell Renal Cell Carcinoma Patients [J]. European urology focus，2021，7（3）：598-607.

[44] SILAGY A W，MANO R，BLUM K A，et al.The Role of Cytoreductive Nephrectomy for Sarcomatoid Renal Cell Carcinoma：A 29-Year Institutional Experience [J]. Urology，2020，136（169-75.

[45] MéJEAN A，RAVAUD A，THEZENAS S，et al.Sunitinib Alone or after Nephrectomy in Metastatic Renal-Cell Carcinoma [J].The New England journal of medicine，2018，379（5）：417-27.

[46] BEX A，MULDERS P，JEWETT M，et al.Comparison of Immediate vs Deferred Cytoreductive Nephrectomy in Patients With Synchronous Metastatic Renal Cell Carcinoma Receiving Sunitinib：The SURTIME Randomized Clinical Trial [J].JAMA oncology，2019，5（2）：164-70.

[47] MOTZER R J，TANNIR N M，MCDERMOTT D F，et al.Nivolumab plus Ipilimumab versus Sunitinib in Advanced Renal-Cell Carcinoma [J].The New England journal of medicine，

2018，378（14）：1277-90.

[48] CORREA R J M，LOUIE A V，ZAORSKY N G，et al.The Emerging Role of Stereotactic Ablative Radiotherapy for Primary Renal Cell Carcinoma：A Systematic Review and Meta-Analysis [J].European urology focus，2019，5（6）：958-69.

[49] LYON T D，THOMPSON R H，SHAH P H，et al.Complete Surgical Metastasectomy of Renal Cell Carcinoma in the Post-Cytokine Era [J].The Journal of urology，2020，203（2）：275-82.

[50] OUZAID I，CAPITANIO U，STAEHLER M，et al.Surgical Metastasectomy in Renal Cell Carcinoma：A Systematic Review [J].European urology oncology，2019，2（2）：141-9.

[51] 邓建华，李汉忠，纪志刚，等.晚期肾细胞癌靶向药物治疗后孤立转移灶手术切除的疗效 [J].协和医学杂志，2016，7（4）：280-284.

[52] BHINDI B，ABEL E J，ALBIGES L，et al.Systematic Review of the Role of Cytoreductive Nephrectomy in the Targeted Therapy Era and Beyond：An Individualized Approach to Metastatic Renal Cell Carcinoma [J].European urology，2019，75（1）：111-28.

[53] 董培，刘洋，危文素，等.靶向药物联合立体定向放疗治疗肾癌骨转移的临床疗效分析 [J].中华泌尿外科杂志，2020，41（6）：434-438.

[54] 肾癌骨转移专家共识编写组.肾癌骨转移专家共识（2020版）[J].中华肿瘤杂志，2020，42（07）：537-42.

[55] FLIPPOT R，DALBAN C，LAGUERRE B，et al.Safety and Efficacy of Nivolumab in Brain Metastases From Renal Cell Carcinoma：Results of the GETUG-AFU 26 NIVOREN Multicenter Phase II Study [J].Journal of clinical oncology：official journal of the American Society of Clinical Oncology，2019，37（23）：2008-16.

[56] ZAORSKY N G，LEHRER E J，KOTHARI G，et al.Stereo-tactic ablative radiation therapy for oligometastatic renal cell carcinoma（SABR ORCA）：a meta-analysis of 28 studies [J]. European urology oncology，2019，2（5）：515-23.

[57] LINEHAN W M，RICKETTS C J.The Cancer Genome Atlas of renal cell carcinoma：findings and clinical implications [J].Nature reviews Urology，2019，16（9）：539-52.

[58] JELDRES C，PATARD J J，CAPITANIO U，et al.Partial versus radical nephrectomy in patients with adverse clinical or pathologic characteristics [J].Urology，2009，73（6）：1300-5.

[59] DABESTANI S，BEISLAND C，STEWART G D，et al.Long-term Outcomes of Follow-up for Initially Localised Clear Cell Renal Cell Carcinoma：RECUR Database Analysis [J].European urology focus，2019，5（5）：857-66.

[60] DOORNWEERD B H，DE JONG I J，BERGMAN L M，et al. Chest X-ray in the follow-up of renal cell carcinoma [J].World journal of urology，2014，32（4）：1015-9.

[61] DABESTANI S，BEISLAND C，STEWART G D，et al.Intensive Imaging-based Follow-up of Surgically Treated Localised Renal Cell Carcinoma Does Not Improve Post-recurrence Survival：Results from a European Multicentre Database（RE-CUR）[J].European urology，2019，75（2）：261-4.

[62] 樊代明.整合肿瘤学·基础卷[M].西安：世界图书出版西安有限公司，2021.

第二篇　尿路上皮癌分册

— 第一章 —

概述

第一节　相关定义

尿路上皮癌（urothelial carcinoma，简称UC）是指尿路覆盖上皮（其中包括肾盂、输尿管、膀胱及部分后尿道及前列腺大导管内覆盖上皮）恶变所致的上皮癌。传统常称移形上皮细胞癌（transitional cell carcinoma，简称TCC），但在1998年，WHO/ISUP（国际泌尿病理学会）即提倡采用UC以替代移行上皮细胞癌，前者能更易定位上皮的来源器官，后者则主要基于病理形态描述，也常见于鼻窦腔、女性生殖系统及肛直肠部位肿瘤。以前按尿路部位称为肾盂癌、输尿管癌、膀胱癌等，目前标准定义为肾盂UC和输尿管UC（两者又统称为上尿路UC，即upper tract urothelial carcinoma，简称UTUC），以及膀胱UC。既能方便定位肿瘤来自的器官或部位，也能提示UC作为一个整体而存在，尤其是后者对理解UC的发生发展极为重要。

第二节 流行病学

1 膀胱UC流行病学

根据美国国家癌症研究所公布的截止于2021年数据，美国膀胱UC总发病率19.7人/10万人；5年总生存（overall survival，简称OS）为77.1%。按肿瘤分期统计，原位癌（占51%）5年OS为96%，局限性（占34%，即分期≤pT3）5年OS为69.6%，区域性（占7%，即伴盆腔淋巴结转移）5年OS为37.5%，远处转移者（占5%）5年OS为6.4%；无论是发病率及死亡率总体呈缓慢下降趋势。

2016年北京市卫健委颁布北京市户籍人口10年恶性肿瘤基本数据。男性膀胱UC发病率为17.2人/10万人，居男性恶性肿瘤第六位，女性发病率为5.97人/10万人，远低于男性；总体发病趋势是男性缓慢升高，女性基本保持稳定；发病多始于40岁后，随年龄增长发病率明显升高；男女性5年生存率差异不大，男性为62.64%，女性为64.81%，合计为63.16%。

2 上尿路UC流行病学

发布在2020年前Cancer Statistics上的资料将肾癌与肾盂癌，以及输尿管癌与尿道癌一并发表，难以判断 UTUC 的流行病学情况。从 2011 年发表的相关数据看，自 1973 年至 2005 年，UTUC 总发病率为 1.88~2.06 人/10 万人，其中输尿管 UC0.69~0.91 人/10 万人；双侧 UTUC 少见，大约占总体 UTUC 的 5%。尽管发病率缓慢升高，但 UTUC 被西方学界认为是比较少见的肿瘤。我国尚无 UTUC 的发病资料，但从 UTUC 占 UC 的百分比（9.3%~29.9%）看明显高于西方统计数据（5%~10%），说明我国 UTUC 的发病率并不低。

有关 UTUC 生存期的资料很少，从 1988—2006 年 SEER 数据库统计的肾输尿管全长术后随访资料显示男性 5 年癌症特异性死亡（cancer specific mortality，简称 CSM）为 14.8%，女性为 16.9%，如以总生存率计算，男性 5 年生存率不会超过 85.2%，女性不会超过 83.1%；似乎预后优于膀胱 UC。由于肾盂或输尿管 UC 并不在北京市户籍人口十大癌症之列，因此《北京市健康白皮书》尚无相关的流行病学资料，国内专家共识认为 UTUC 预后应比膀胱 UC 要差，国内有限资料显示 UTUC 的乳头型 5 年 OS 和 CSS 分别为 76.6% 和 81.8%，而平坦型 5 年 OS 和 CSS 分别为 54.4% 和 60.5%。

第三节 病因及危险因素

1 吸烟

吸烟与UC的相关性被很多研究证实，约50%膀胱UC与吸烟有关，且低焦油并不能降低其风险，二手烟会增加膀胱UC的风险；吸烟产生膀胱UC的原因为吸烟后芳香胺和多环芳烃吸收并经肾脏排出所致。

2 职业暴露

职业暴露常见化合物有芳香胺、多环芳烃和氯化碳氢化合物等，也是膀胱UC第二常见病因或危险因素。多见于与油漆、燃料、金属和汽油制品相关的职业。

3 家族遗传

从遗传角度看，与UC最为相关的遗传因素为Lynch综合征，或称之为遗传性非息肉性结直肠癌综合征，主要为错配基因修复缺陷。最典型基因突变为微卫星不稳定。该类患者可能存在多种癌症，其中包括直肠癌，结肠癌，胃癌，卵巢癌及UC；这类UC主要涉及上尿路，膀胱UC多为UTUC种植转移所致。

4　其他

　　饮水习惯与膀胱 UC 相关性并不确定，但饮水含氯及砷过高者可明显增加膀胱 UC 的风险。对有 NAT2 乙酰化表型者永久性染发剂可增加膀胱 UC 的风险。

　　无论是化疗或放疗，只要患者有足够长的生存期，均可增加膀胱 UC 的风险。

　　服用含马兜铃酸的马兜铃属植物，会明显增加膀胱 UC，肝癌及肾癌发生率，因其从泌尿系统排泄，会导致肾小管慢性炎症，触发基因突变，从而导致 UTUC 发生率明显升高；导致膀胱 UC 风险升高的危险因素或多或少也与 UTUC 有关。

第二章

UC 的病理及组织变型

第一节 UC 的病理类型

UC 的分级与复发和侵袭行为密切相关，其恶性程度以分级（grade）表示。目前普遍采用 WHO2004 版分级法，将尿路上皮肿瘤分为乳头状瘤、低度恶性潜能乳头状尿路上皮肿瘤、低级别乳头状尿路上皮癌（low grade）和高级别乳头状尿路上皮癌（high grade）。尽管 UC 已被公认为一种同质性疾病，但其拥有广泛的组织学变型，如浸润性 UC 伴鳞样分化/腺样分化、微乳头 UC、肉瘤样 UC、透明细胞 UC 等亚型。多个研究证明，有些特定的 UC 组织变型是高级别肿瘤以及极差预后明确的危险因素。同时，欧洲泌尿协会（EAU）指南认为，所有非肌层浸润性 UC 伴任何一种 UC 组织变型，都被认为是极高危因素。因此，准确报告 UC 组织变型对 UC 的临床诊疗尤为重要。目前，UC 组织学分类推荐采用 2016 年《WHO 泌尿系统及男性生殖器官肿瘤分类》分类标准（第 4 版）（表 2-2-1）。

表 2-2-1　WHO2016 版 UC 病理类型及组织变型

非浸润性膀胱 UC	浸润性膀胱 UC
尿路上皮原位癌	浸润性 UC 伴多向分化（包括伴鳞样分化、腺样分化和滋养层分化等）
低级别乳头状 UC	巢状 UC 亚型（包括大巢状型）
高级别乳头状 UC	微囊 UC 亚型
乳头状 UC 伴内翻性结构	微乳头 UC 亚型
低度恶性潜能的尿路上皮乳头状瘤	淋巴上皮瘤样 UC 亚型
尿路上皮乳头状瘤	弥漫性/浆细胞样/印戒细胞样 UC 亚型
内翻性尿路上皮乳头状瘤	肉瘤样 UC 亚型
恶性潜能未定的尿路上皮增生	巨细胞 UC 亚型
尿路上皮异型增生	低分化型 UC 亚型
	富含脂质 UC 亚型
	透明细胞 UC 亚型

第二节　UC 组织变型及临床意义

2016 年版 WHO 为 UC 病理分型做了更新（表 2-2-1），要求在对膀胱 UC 标本做出诊断时，除需要对主要病理成分做出诊断外，还应判读是否合并有各种变异亚型。由于膀胱 UC 的各种变异亚型与肿瘤预后显著相关，因此在制定临床诊疗策略时应做出相应调整。

有将近四分之一接受根治术的膀胱 UC 患者术后

病理证实存在组织变型；这些组织变型可影响患者对化疗或免疫治疗的反应并进一步影响预后。因此，UC的精确病理诊断，特别是组织变型，可优化患者诊疗、避免不必要侵入性治疗并改善预后。如浸润性UC伴鳞样分化/腺样分化者接受新辅助化疗可获显著的临床受益，有趣的是，单纯的鳞状细胞癌或腺癌病例对化疗并不敏感。再如，KEYNOTE-045研究（帕博丽珠单抗作为铂类化疗抵抗的UC的二线治疗）发现合并变异亚型的患者相比普通患者有更好的OS和CSS；PURE01研究证实浸润性UC伴鳞样分化和淋巴上皮瘤样UC亚型对新辅助帕博丽珠单抗治疗展现更好反应。UC组织变型另一个重要的临床意义是其可避免基于影像学的分期不足。大多数UC组织变型，临床T分期相比，倾向于表现出更高级别的病理T分期。因此，判读是否合并有各种变异亚型是判断肿瘤分期的重要一环，而后者是决定是否进行全膀胱切除术的决定性因素。

第三节　膀胱 UC 的 TNM 分期

采用最广泛的是美国，AJCC和UICC制订的TNM分期系统，推荐应用2017年第8版。根据肿瘤是否浸润膀胱肌层分为非肌层浸润性膀胱UC（non-muscle-invasive bladder cancer NMIBC）和肌层浸润性膀胱UC （muscle-invasive bladder cancer, MIBC）（表2-2-2）。

表2-2-2　膀胱 UC 2017 UICC TNM 分期（第8版）

T	原发肿瘤
TX	原发肿瘤无法评估
T0	无原发肿瘤证据
Ta	非浸润性乳头状癌
Tis	原位癌（扁平肿瘤）
T1	肿瘤侵犯上皮下结缔组织
T2	肿瘤侵犯肌层
T2a	肿瘤侵犯浅肌层（内侧1/2）
T2b	肿瘤侵犯深肌层（外侧1/2）
T3	肿瘤侵犯膀胱周围组织
T3a	显微镜下发现肿瘤侵犯膀胱周围组织
T3b	肉眼可见肿瘤侵犯膀胱周围组织（膀胱外肿块）
T4	肿瘤侵犯以下任一器官或组织，如前列腺、精囊、子宫、阴道、盆壁和腹壁
T4a	肿瘤侵犯前列腺、精囊、子宫或阴道
T4b	肿瘤侵犯盆壁或腹壁
N	区域淋巴结
NX	区域淋巴结无法评估
N0	无区域淋巴结转移
N1	真骨盆区单个淋巴结转移（髂内、闭孔、髂外、骶前）
N2	真骨盆区多个淋巴结转移（髂内、闭孔、髂外、骶前）
N3	髂总淋巴结转移
M	远处转移
M0	无远处转移

续表

M1	远处转移
M1a	区域淋巴结以外的淋巴结转移
M1b	其他远处转移

第四节 UTUC 的 TNM 分期

UTUC 是指发生于上尿路（肾盂或输尿管）的 UC，占全部 UC 的 5%~10%。分期采用最广泛的是美国，AJCC 和 UICC 制订的 TNM 分期系统，推荐应用 2017 年第 8 版（表 2-2-3）。

表 2-2-3 上尿路尿路上皮癌 2017 UICC TNM 分期（第 8 版）

T	原发肿瘤
TX	原发肿瘤无法评估
T0	无原发肿瘤证据
Ta	非浸润性乳头状癌
Tis	原位癌
T1	肿瘤侵犯上皮下结缔组织
T2	肿瘤侵犯肌层
T3	肿瘤侵犯超过肌层
肾盂	肿瘤侵犯盆腔周围脂肪或肾实质
输尿管	肿瘤侵犯盆腔周围脂肪
T4	肿瘤侵犯邻近器官，或穿透肾脏侵犯肾周脂肪
N	**区域淋巴结**
NX	区域淋巴结无法评估

N	区域淋巴结
N0	无区域淋巴结转移
N1	最大长径≤2cm的单个淋巴结转移
N2	最大长径>2cm的单个淋巴结转移；或多个淋巴结转移
M	远处转移
M0	无远处转移
M1	远处转移

泌尿系肿瘤

第二章　UC 的病理及组织变型

—— 第三章 ——

UC 的诊断

第一节　膀胱 UC 的诊断

1　症状及体征

（1）血尿：膀胱 UC 最常见的症状为血尿。大部分表现为无痛性全程肉眼血尿，严重者可伴血块，血尿通常呈间歇性。血尿常是膀胱 UC 的首发症状，根据出血量和出血时间不同可为淡红色、洗肉水样、暗红色或深褐色。病变位于膀胱颈部常表现为初始血尿，位于膀胱三角区或后尿道常表现为终末血尿。长期血尿因慢性失血可致不同程度贫血。部分仅表现为尿潜血阳性。

（2）膀胱刺激症状：肿瘤大小、数目、位置不同，部分可表现为尿频、尿急、尿痛等，合并膀胱原位癌可能会伴明显的下尿路刺激症状。

（3）其他症状：若肿瘤堵塞膀胱出口可能会引起尿潴留，堵塞输尿管开口引起同侧上尿路积水，导致腰酸、腰痛等。巨大肿瘤或晚期患者还可有盆腔包块、下肢淋巴水肿、营养不良、局部疼痛或骨痛等。早期可无临床症状只能在体检时发现。

2 影像学检查

2.1 超声检查及其临床意义

超声是诊断膀胱UC最常用、最基本的检查方法。临床上主要应用于血尿患者常规检查和膀胱UC分期评估，特别用于碘造影剂过敏和肾功能不全的患者。

超声检查可通过经腹、经直肠、经尿道3种途径进行。①经腹超声诊断膀胱UC的敏感性为63%~98%，特异性为99%，且可同时检查肾、输尿管和腹部其他脏器。②经直肠超声显示膀胱三角区、膀胱颈和前列腺较清楚，能近距离观察肿瘤基底部，判断肿瘤浸润深度，适用于膀胱不能充盈的患者。③经尿道膀胱内超声检查需要麻醉，但影像清晰，分期准确性较高，国外报道经尿道膀胱内超声判断肿瘤分期的诊断效能显示非肌层浸润性肿瘤准确率为94%~100%，肌层浸润性肿瘤准确率为63%~96.8%。经尿道超声属于有创伤性检查，未广泛应用。

超声还可分为二维、三维超声及超声造影。二维超声有助于膀胱UC浅表性与肌浸润性的鉴别，三维超声和超声造影可提高膀胱UC分期的准确性。

和其他影像学检查一样，超声检查无法判断膀胱原位癌。

2.2 CT及MRI及其临床意义

CT检查多用于诊断膀胱UC以及评估肿瘤浸润范围，其中腹、盆腔增强CT应作为膀胱UC术前必须且首选推荐的检查项目。目前CT可发现较小肿瘤（1~5cm），可判断邻近器官是否受侵犯及转移。动脉期和静脉期增强扫描可用于膀胱UC的检出、定位及分期诊断，同时可评估肾脏功能，腹腔及盆腔其他脏器有无病变，盆腔、腹膜后淋巴结有无肿大。膀胱充分充盈，多期增强CT扫描，常规图像结合薄层图像及多平面重建图像可判定病变部位、范围及浸润深度，对T4期肿瘤周围组织结构侵犯的评估较为准确。CT检查不能发现原位癌；无法显示膀胱壁各层结构，在准确区分T1、T2和T3a方面诊断价值有限；不能区分肿大淋巴结是转移还是炎症；也不能很好显示输尿管。既往有肿瘤切除史可因局部炎症反应所致假象造成分期过高。存在尿道狭窄或膀胱有活动性出血不能进行膀胱镜检查，CT仍有一定优越性。对肾功能不全或中度肾盂及输尿管积水无法行MRI者，可行逆行肾盂输尿管造影+腹、盆腔CT平扫评估上尿路情况。

多参数磁共振成像（multiparmetric magnetic resonance imaging，mpMRI）多参数MRI扫描用于膀胱UC

术前分期和对盆腔淋巴结转移评估，膀胱扩张程度影响膀胱壁及病变的显示情况。MRI对T2、T3期肿瘤分期准确性优于CT。动态增强MRI在显示有否UC以及肌层浸润深度方面准确性高于CT或非增强MRI。由于膀胱UC的平均表现弥散系数（ADC）较周围组织低，弥散加权成像（DWI）UC在评估肿瘤侵犯周围组织中可能有价值。mpMRI对于膀胱UC肌层受侵评估有重要价值，敏感性为90%~94%，特异性为87%~95%，高场强（3.0T）和DWI可提高诊断敏感度和特异度。增强MRI也可发现淋巴结有无转移征象，对术前预判淋巴结清扫范围有一定参考价值。对造影剂过敏、肾功能不全、IVU检查肾不显影及伴有肾盂输尿管积水者行磁共振水成像（MRU），能显示整个泌尿道，特别是可显示上尿路梗阻部位及原因、是否有UTUC等。膀胱结石MRI各序列表现为明显低信号，边界清楚，增强无强化，易与肿瘤鉴别。在检测有无骨转移时，MRI敏感性远高于CT，甚至高于核素骨扫描。但MRI对上尿路疾病的敏感性较低。

2.3 PET/CT及其临床意义

PET-CT对膀胱UC的诊断有一定局限性，一般不作为常规诊断方法。因示踪剂（氟脱氧葡萄糖）经肾排入膀胱显影会影响对已经摄取示踪剂肿瘤的判断。采用排空膀胱并用50~100mL生理盐水冲洗后显像或利尿后延迟显像法可减少膀胱内示踪剂的影响。

有报道使用新型示踪剂（如胆碱、蛋氨酸、乙酸），^{11}C-胆碱和^{11}C-乙酸均不经泌尿系统排泄，可有效避免对膀胱肿瘤显像的干扰。有数据显示^{11}C-胆碱和^{11}C-乙酸可能是检测淋巴结转移的一种很有前途的示踪剂，但还需证实。

对比研究及荟萃分析显示，PET-CT诊断淋巴结转移的准确率优于CT和MRI，因此^{18}F-FDG PET-CT多用于术前膀胱UC淋巴结转移或术后肿瘤残余的评估。早期成像（注射FDG后10min）是膀胱UC的最佳诊断时相。^{18}F-FDG PET-CT诊断转移的敏感性为56%，特异性为98%。PET-CT比单独CT对膀胱UC分期更准确。但因显像机制不同，对骨转移诊断PET-CT尚不能取代MRI和核素骨扫描。

3 膀胱镜检查及诊断性经尿道膀胱肿瘤电切除术

3.1 诊断性膀胱镜检查

膀胱UC的诊断取决于膀胱镜检查和活检组织的病理学结果，取材方式可以采用活检钳夹取或经尿道切除。原位癌在膀胱镜下无法明确定位，需要整合膀胱镜检查、尿细胞学和多点活检来明确诊断。初次诊断性膀胱镜检查可在门诊进行，柔性膀胱镜相比硬镜可以提高舒适度和依从性，特别是男性患者，设备允许建议柔性膀胱镜检查。膀胱镜检查可全面观察膀胱内全部黏膜，包括膀胱 UC 的部位、大小、数量和外观特点（乳头状或宽基底），同时可在进镜或退镜时观察全部尿道，特别是男性的前列腺尿道。膀胱镜检查后必须详细记录以上全部内容，建议在报告中使用膀胱示意图。

3.2 增加膀胱 UC 可视性的新技术

临床工作中通常使用白光进行膀胱镜检查，但白光下镜检会遗漏某些存在但不可见的病变，为了提高内镜下膀胱 UC 的可视性开发了各种新技术。

（1）光动力诊断（photodynamic diagnosis，PDD）：也称作荧光膀胱镜检查，向膀胱内滴注 5-氨基戊酸（ALA）或己糖戊酸（HAL）后，用紫光进行光动力诊断。研究证实，荧光引导下的活检和切除术比白光下常规方法在发现恶性肿瘤方面更敏感，特别是对于原位癌。但与白光内镜相比，光动力诊断的特异性更低（63% 比 81%）。炎症、近期接受过经尿道膀胱切除（transurethral resection of the bladder，TURB）以及 BCG 灌注后的前三个月内，光动力诊断都可能会造成假阳性。在术后疗效方面，光动力诊断可改善 TURB 术后的复发率，但进展率和死亡率无差异。另一项随机对照研究显示，荧光引导的 TURB 相比白光下手术，减少了肿瘤的复发和进展。但结果仍待进一步研究验证。

（2）窄带成像（narrow-band imaging，NBI）：NBI可增强正常尿道上皮和高血管癌组织间对比度。NBI柔性膀胱镜检查及其引导的活检和切除术可改善膀胱UC的发现率。随机对照发现NBI引导的TURB术后复发率在总人群中无降低，但在低危肿瘤（pTa / LG、< 30 mm、无原位癌）中观察3个月和12个月，复发率有所获益。

3.3 膀胱镜下活检

（1）膀胱黏膜活检：原位癌在膀胱镜下的表现不易与炎症区分，甚至常规白光内镜下完全不可见，应对可疑原位癌进行活检，如：①膀胱镜下黏膜异常可疑原位癌；②尿细胞学呈阳性，已除外UTUC，膀胱镜检查无异常时，也要对外观正常的黏膜进行地图活检（mapping biopsy）；③有HG/G3非肌层浸润性膀胱癌（NMIBC）病史且肿瘤呈非乳头状表现时，应对膀胱进行地图活检。为能全面反映膀胱内病变，地图活检应对膀胱三角区、后壁、左右侧壁、顶部均行活检。设备允许，应采用PDD对膀胱内定位活检有一定帮助。

（2）前列腺尿道活检：NMIBC男性中肿瘤可累及前列腺尿道，在T1 G3膀胱UC男性中前列腺尿道原位癌的发生率为11.7%。目前研究结果，前列腺尿道受累风险较高的男性包括：肿瘤位于三角区或膀胱颈，存在膀胱CIS和多发性肿瘤，前列腺尿道黏膜异常表现，在此情况下有必要行前列腺尿道活检，可于膀胱颈部至精阜前列腺尿道的5~7点位置取材，明确肿瘤范围。

3.4 非肌层浸润性膀胱癌（non-muscle-invasive bladder cancer，NMIBC）

膀胱UC需要膀胱镜和组织病理学检查最终确诊。在日常临床中，通过CT、MRI或超声等影像学检查已明确膀胱UC，可以省略诊断性膀胱镜检查，直接行诊断性TURB，从而达到切除膀胱UC和明确组织学诊断的目的。

（1）NMIBC诊断性TURB的步骤：对Ta T1的NMIBC进行TURB，主要目的是明确诊断和彻底切除所有可见病变，是诊断和治疗的关键步骤，手术应系统性分步骤进行。

A.直视下进镜，全面检查膀胱黏膜及全部尿道情况，避免遗漏隐蔽病变，如膀胱颈肿瘤。详细记录膀胱内病变或异常情况，特别是明确膀胱UC风险分层所需的各种因素，包括肿瘤数量、大小（是否>3cm）、形态特征（有蒂、宽基底、乳头状或扁平状等）、多灶性、有无可疑原位癌表现、原发或复发肿瘤。

B.彻底切除膀胱内所有可见肿瘤，可采取整块或分块切除方式，术中通过视觉观察切除全部可见病变和切除部位基底可见肌肉组织以明确是否彻底切除。

C. 切除完成后，判断有否并发症，如有否膀胱穿孔、输尿管开口损伤等。

（2）NMIBC 诊断性 TURB 的具体术式：NMIBC 的 TURB 切除术分为整块切除（en-bloc）和分块切除，不论哪种术式，都应达到肿瘤的准确诊断和彻底切除，彻底切除对预后至关重要。

A. 整块切除（en-bloc）：对位置和大小适合（≤1cm）的膀胱 UC，可以通过各种方式（单极、双极或激光）整块切除肿瘤，肿瘤基底应包括逼尿肌，以明确有否肌层浸润。文献报道 96%~100% 的病例整块切除可获有逼尿肌的高质量标本。

B. 分块切除：任何膀胱 UC 都可分块切除，特别是位置不佳或体积较大的肿瘤，可分步切除"外生肿瘤、基底膀胱壁内组织和肿瘤切除边缘组织"，这样可以全面提供肿瘤的垂直（浸润深度）和水平范围（是否存在癌旁肿瘤或 CIS）的良好信息。TURB 术中尽量避免过度烧灼，以免造成组织变性病理无法诊断，较微小的肿瘤可先利用活检钳活检后再行切除。

（3）NMIBC 诊断性 TURB 的病理检查：TURB 和活检标本的病理检查是诊断和制定膀胱 UC 治疗决策必不可少的步骤。泌尿外科医生应与病理医生充分合作：送检时提供详细的临床信息，包括膀胱 UC 病史、既往治疗史、膀胱镜下肿瘤特点等；术后应送检高质量的切除标本（避免过度烧灼、基底包含逼尿肌），深部膀胱壁内组织应明确标注并放入单独容器中送检，以明确其内有否可见逼尿肌以及有无肌层浸润。病理医生应在病理报告中说明膀胱肿瘤的级别、浸润深度及标本中有否固有层和肌肉组织。

（4）NMIBC 诊断性 TURB 手术的质量评估和二次 TURB：TURB 的切除标本中有否逼尿肌是评价手术质量的替代标准，标本中必须可见逼尿肌，否则无法明确是否存在肌层浸润。仅有 Ta LG/G1 肿瘤，这些非浸润性的低度恶性肿瘤如标本内可见黏膜下结缔组织且未受累，可不包括逼尿肌。

非 Ta LG/G1 的 NMIBC 患者，如切除标本中未见逼尿肌，存在肿瘤残留和低估肿瘤分期的风险，无法准确评估肿瘤分期和制定治疗策略。即使切除标本中存在逼尿肌的 T1 期肿瘤，仍然存在肿瘤残留和升级为肌层浸润性膀胱癌（MIBC）的较高风险。研究显示二次 TURB 在明确肿瘤分期和预后信息基础上，还可改善肿瘤预后，如 RFS 和 BCG 治疗后结果。因此，切除标本中未见逼尿肌的非 Ta LG/G1 肿瘤、T1 肿瘤和初次 TURB 未达到或可疑未彻底切除肿瘤，均应于术后 2~6 周内行二次 TURB，以明确肿瘤分期。

3.5 肌层浸润性膀胱癌（muscle-invasive bladder cancer，MIBC）

（1）MIBC的诊断性TURB：影像学检查已明确诊断的膀胱UC，特别是可疑肌层浸润性肿瘤，可以省略诊断性膀胱镜检查，直接在麻醉下进行诊断性TURB。MIBC的最终诊断，必须有膀胱镜下切除肿瘤基底膀胱壁内的逼尿肌行组织病理学评估是否存在肌层浸润。MIBC无法单纯通过内镜下切除的方式治愈，因此MIBC进行的TURB的主要目的是明确病理学诊断和分期，需要切除标本中有膀胱逼尿肌。TURB应首先观察全部膀胱黏膜和尿道情况，包括肿瘤位置、大小、数量、外观特点以及其他黏膜有否异常。如果肿瘤无蒂、宽基底、体积较大（>3cm）可能为肌层浸润性肿瘤，需要分块切除肿瘤，包括肿瘤的外生部分、基底深部膀胱壁以及切除区域的边缘，深部膀胱壁内组织必须包括逼尿肌。如切除的肿瘤基底仅包含少量逼尿肌纤维，不足以诊断肿瘤浸润深度及制定后续治疗策略，因此必须分块切除基底膀胱壁内包含逼尿肌的组织并单独送检，提交给病理医生时应全面准确地提供膀胱镜下所见和既往膀胱肿瘤病史及治疗情况。如不准备进行根治性膀胱切除术，考虑术后进行同期放化疗或新辅助化疗后的膀胱部分切除术等保留膀胱的治疗，有必要排除原位癌时可以使用PDD，必要时需活检除外原位癌，目前尚无证据表明 PDD 在诊断 MIBC 方面有作用。

（2）MIBC 诊断性 TURB 的尿道活检及意义：膀胱 UC 男性的前列腺尿道和导管受侵情况均有报道，目前研究提示肿瘤位于三角区或膀胱颈、伴发膀胱原位癌及多发肿瘤，似乎前列腺尿道受累的风险更高。MIBC 尿道有无侵犯对 TURB 后根治性手术的尿流改道方式有一定决定作用，前列腺尿道受累风险较高和局部黏膜异常的患者，初次诊断性 TURB 时可于膀胱颈部至精阜间的前列腺尿道 5-7 点位置电切取材送检病理学检查，明确有无尿道受累。如尿道活检结果阴性，后续则可考虑行原位尿流改道。根治性膀胱切除术前发现肿瘤侵犯尿道可能是原位改道的禁忌证，但尿道诊断性电切的阳性结果作用也存在局限性，该结果并不能提示最终尿道断端切缘的状态。根治性手术中通过尿道断端的冰冻切片能明确前列腺尿道受累情况，具有更高的阴性预测价值且更准确，因此不应单独根据术前的阳性活检结果而放弃原位改道，根治性手术中应行冰冻切片，尤其是对男性患者。

3.6 膀胱原位癌诊断及其临床意义

（1）膀胱原位癌的临床意义：膀胱原位癌是一种扁平状、高级别、非浸润性 UC，尿路上皮的原位癌都是高级别肿瘤。膀胱镜下原位癌的典型表现为天鹅绒状、微红色区域，较难与普通炎症区分，甚至在白光镜下完全不可见。原位癌通常是多灶性病变，不仅可发生在膀胱内，也可发生在上尿路（肾盂、肾盏或输尿管）、前列腺尿道或导管。原位癌如果不行任何治疗，约54%会进展为MIBC。单纯通过内镜下切除方式治疗，无法治愈原位癌，病理明确诊断膀胱原位癌后必须进一步治疗，如膀胱内BCG灌注或根治性膀胱切除术。如果术后明确Ta T1肿瘤并发原位癌，肿瘤复发和进展的风险比单纯Ta T1肿瘤更高。基于以上发现，准确诊断膀胱原位癌尤其重要。从临床角度，原位癌可分为原发性、继发性和并发性。原发性：孤立的原位癌，无既往或并发的乳头状肿瘤，且既往无原位癌病史；继发性：既往患有非原位癌膀胱肿瘤的患者进行随访时发现CIS；并发性：膀胱中同时存在其他尿路上皮肿瘤的原位癌。

（2）膀胱原位癌的诊断：膀胱原位癌在内镜下不易与炎症区分、甚至完全不可见，影像学检查也无法发现膀胱原位癌，尿细胞学检查应作为膀胱镜检查的必要辅助手段，原位癌作为高级别肿瘤其阳性率较低级别肿瘤更高。由于细胞溶解效应，不建议采用晨起第一次排尿进行尿细胞学检查。膀胱镜下活检是诊断原位癌的必要步骤，以下患者有必要进行活检：①膀胱镜下黏膜异常表现可疑原位癌，应对病变部位取活检；②尿细胞学检查阳性，已除外 UTUC，影像学和膀胱镜检查未发现膀胱内乳头状肿瘤时，应对外观正常的黏膜进行地图活检；③有 HG/G3 NMIBC 病史且肿瘤呈非乳头状表现时，应对膀胱进行地图活检。明确诊断或可疑膀胱原位癌时，男性应对前列腺尿道进行活检明确有无 CIS。设备允许，采用光动力诊断（PDD）对膀胱内原位癌定位活检。

3.7 尿细胞学及尿生物学标记在膀胱 UC 诊断的临床意义

（1）尿细胞学检查：尿细胞学有助于发现 UC，尤其对膀胱原位癌有重要意义。膀胱排出尿或膀胱冲洗标本的脱落细胞检查对高级别肿瘤（HG/G3 及 CIS）具有较高敏感性，但对在 LG/G1 肿瘤敏感性较低。尿细胞学阳性提示尿路任何部位的 UC（肾盂肾盏、输尿管或者膀胱及尿道的肿瘤），但阴性不能排除 UC 的诊断。尿细胞学受很多因素影响：如检测者经验、尿液细胞量、尿路感染或结石、膀胱内灌注史等。因此尿细胞学只能作为膀胱 UC 诊断和随访时膀胱镜检查的辅助手段，并不能独立诊断或排除膀胱 UC。

为避免影响尿细胞学结果，应留不少于 25mL 的新鲜尿液或充分固定的尿液，为保证充足的细胞量可连续留取 3 天尿液。晨起首次排尿细胞溶解率较高，不应留取晨起首次排尿送检。对尿细胞学可疑者，要多次重复送检。尿细胞学诊断类别的标准化报告系统于2016年由巴黎工作组进行了重新定义：尿液标本充足（充足）；高级别UC阴性（阴性）；非典型尿路上皮细胞（AUC）；可疑高级别UC（可疑）；高级别UC（HGUC）；低级别尿路上皮瘤（LGUN）。

（2）尿生物学标记检查：尿细胞学检查敏感性较低，因此各种检测膀胱癌的尿液检查被开发出来作为膀胱UC的尿生物学标记。UroVysion（FISH）、Immu-noCyt/uCyt+、核基质蛋白（NMP）22、BTA（bladder tumor antigen，膀胱肿瘤抗原）stat、BTA TRAK已被美国FDA批准用于膀胱UC检测，其他如微卫星分析、成纤维细胞生长因子受体（FGFR）3/端粒酶逆转录酶（TERT）、细胞角蛋白也已逐渐用于膀胱癌的检测。国内研究发现生存蛋白（Survivin）在尿液脱落细胞中的表达有望用于膀胱UC初检以及有无肌层浸润的诊断。目前多种商品化的FISH试剂盒在中国也已通过CFDA批准用于临床，敏感性比较理想。DNA甲基化作为肿瘤表观遗传学修饰最为常见的方式，其检测在肿瘤分子诊断中具重要前景。已有报道检测尿液中膀胱UC特定的DNA甲基化位点，诊断敏感性和准确性均较理想，在早期、微小、残留和复发肿瘤诊断上具有显著优势，在国内已实现临床转化应用，有望用于膀胱UC的高危人群筛查、早期诊断和术后随访。国内学者对多种尿生化标志物联合检测膀胱UC进行了研究，结果显示尿液NMP22和BTA联合检测对诊断具有较高临床价值，具有简便、快速、无创、批量筛查等优点，经过进一步验证后可考虑推广用于临床。多项研究发现在膀胱镜检查和上尿路检查阴性的患者，细胞学或尿生物学标记[UroVysion（FISH）、NMP22、FGFR3/TERT和微卫星分析]检测结果阳性可能肿瘤复发和进展风险更大。

但目前尚无任何尿液生物学标记检查在临床指南中被接受可用于膀胱UC的诊断或随访。相比尿细胞学，尿生物学标记检测敏感性更高，但相应的代价是特异性更低。尿路系统感染或结石等良性疾病以及既往BCG灌注治疗均可能影响各种尿生物学标记检测结果。尿生物学标记检测的敏感性和特异性在很大程度上取决于患者的不同临床情况，如高风险人群筛查、膀胱UC早期检测、NMIBC的术后随访等。尿生物学标记检测目前均不能独立诊断或随访膀胱UC，只能作为膀胱镜检查的辅助手段。如果主要目的是避免不必要的膀胱镜检查，则应开发阴性预测值更高的标记物，从而达到预测排除膀胱UC的诊断，在临床上会有更强的实用性。目前已有多项前瞻性研究在评估多个靶点中有前景的新型尿液生物标志物，均具有非常高的阴性预测值。

（3）尿细胞学和生物学检测在临床的潜在应用：虽然尿细胞学和生物学标记检测不能独立诊断或随访膀胱 UC，但尿液检查的便利性和对原位癌诊断的意义，应考虑其潜在应用价值。

A. 膀胱 UC 风险人群的筛查：对膀胱 UC 高发病风险人群的 UC 筛查时，尿液检测提示血尿阳性者，随后进行 FGFR3、NMP22 或 UroVysion 等尿生物学标记检测从而进行膀胱 UC 的筛查已有报道。但膀胱 UC 在总人群中的发病率较低，且从发病至表现为症状或临床可检出的时间较短，影响用尿生物学标记行筛查的可行性和成本效益，故不推荐用于总人群膀胱 UC 的常规筛查。

B. 血尿或其他症状提示可疑膀胱 UC 的进一步检查，以及膀胱 UC 的初步诊断：普遍认为在膀胱 UC 的诊断和随访方面，目前无任何检测可替代膀胱镜检查。但尿细胞学或生物学标记可作为辅助手段，以发现膀胱镜下遗漏的肿瘤，尤其是膀胱原位癌。

C. NMIBC 的术后随访监测：已有学者对尿细胞学和生物学标记在 NMIBC 随访中的应用进行过多项研究。目前结果，尚无任何尿生物学标记可替代 NMIBC 随访期间的膀胱镜检查或降低膀胱镜检查的常规频率。前瞻性随机研究发现，微卫星分析结果阳性再行膀胱镜检查，可改善随访膀胱镜检查的质量，支持在膀胱镜随访前行无创尿液检测的辅助作用。高危NMIBC肿瘤复发和进展风险较高，应在随访中及早发现，最大限度降低复发肿瘤的漏诊率。高危患者随访时应行更频繁的膀胱镜检查和尿细胞学/生物学标记检测，对可疑膀胱原位癌尿液肿瘤相关检查更加重要。复发和进展风险相对较低的低/中危NMIBC患者，如果希望减少膀胱镜检查的次数，需要尿液标记物在肿瘤较大、数量较多且侵犯肌层之前就发现肿瘤复发。但尿细胞学和当前尿生物学标记检测均对低级别复发肿瘤的敏感性较低，限制了其在低/中危NMIBC早期发现复发的应用。所以只能作为膀胱镜随访的辅助手段，以期提高膀胱镜检查质量或避免遗漏膀胱复发。

第二节　UTUC 的诊断

1　症状及体征

（1）血尿：70%~80%的UTUC可表现为肉眼血尿或镜下血尿，多为间歇性、无痛性全程血尿，部分可能伴有条状血块。

（2）腰痛：肿瘤梗阻输尿管可引起肾积水，部分可表现为腰酸、腰痛。血块引起输尿管急性梗阻可出现急性肾绞痛。

（3）其他症状：晚期可能会触及体表包块，出现体重减轻、纳差、骨痛或淋巴水肿等全身症状。早期 UTUC 可无任何临床症状而单靠体检发现。膀胱 UC 经尿道膀胱肿瘤电切或根治性全膀胱切除术后，定期复查时可发现部分上 UTUC。

2 影像学检查

2.1 超声检查及临床意义

超声通过发现肾积水筛查 UTUC，可对病灶进行初步评估，因其具无创、简便易行且费用较低优点，较多用于各类体检。但其对肿瘤难以定性，单独应用临床价值有限。临床上，有大量无症状性 UTUC 在常规体检中被超声检查发现，有利于疾病的早期诊断。考虑我国现状，推荐采用超声进行筛查和初始评估。

2.2 CT 和 MRI 及其临床意义

泌尿系统 CT（CTU），CTU 可较准确判断肿瘤位置、形态大小、浸润深度、区域淋巴结及与周围脏器关系，增强扫描有助了解肿瘤血供，鉴别肿瘤性质。CTU 可为术前提供分期信息，是诊断 UTUC 准确性最高、临床首选的影像学方法。

CTU 即在静注造影剂后，用 CT 检测肾、输尿管和膀胱。检测中快速获取薄层扫描（<2mm）以提供高分辨率图像，便于多平面重建以辅助诊断。1，233 例 13 项研究的荟萃分析显示，CTU 对 UTUC 的综合敏感

性为92%（置信区间：88~98），综合特异性95%。但CT无法显示肾盂、输尿管壁各层结构；可较为准确区分T3期及以上病变，但在准确区分Ta，T2方面价值有限。CTU容易漏诊扁平状浸润型生长的肿瘤。缺点还包有射线暴露量较多的、注射碘对比剂引起潜在风险及较昂贵费用。对肾功不全等无法耐受CTU，可考虑逆行插管造影或MRI。

MRI是UTUC常用检查方法，对碘造影剂过敏或因肾功不全无法行CTU的替代手段。MRI平扫可提供尿路水成像，并可了解梗阻部位及肿瘤的多发及单发，有助手术方案制定。MRI优点是可提供优于CT平扫的组织辨识度，有助发现肿瘤是否侵入周围软组织器官并判断淋巴结情况。但对<2cm肿瘤敏感性较低（检出率仅为75%）且因各种因素易受假阳性结果影响，临床使用价值有限。研究表明，CTU在诊断UTUC及分期优于磁共振尿路造影（MRU），尤其是对cTa~cT2期的肿瘤。由于存在肾纤维化风险，严重肾功受损（肌酐清除率<30mL/min）限制使用钆对比剂。MRU是一种无须造影剂即可完成的影像学方法，适用于肾功能衰竭。对肾功不全又无法行MRI，可选择逆行输尿管肾盂造影检查。

2.3 PET/CT及其临床意义

^{18}F-FDG PET/CT相较于传统的检查手段，对局部

UTUC病变的诊断及鉴别诊断无明显优势，不推荐单独使用。延迟成像病变区域可见明显的示踪剂摄取，但对较小病灶敏感性及特异性均不优于CTU。怀疑有淋巴结及远处转移病灶，可用^{18}F-FDG PET/CT提供疾病完整的影像学分期信息，但需注意，在评估淋巴结转移中，^{18}F-FDG PET/CT的敏感性有争议。另外，在UTUC复发评估中，^{18}F-FDGPET/CT具有较高准确性。

3 尿细胞学及生物学标记在UTUC诊断中的意义

UTUC的尿细胞学检查是否准确不但取决于尿细胞学检查本身的准确性，也受到疾病状态的影响；如怀疑UTUC伴输尿管梗阻者其尿细胞学检查阴性难以作为除外肿瘤的证据；而未行膀胱镜检查的排出尿液尿细胞学阳性难以对肿瘤进行定位。因此众多研究和国际上的诊治指南建议，拟获UTUC诊断证据的尿细胞学检查首先应行膀胱镜检查甚至活检以除外膀胱存在尿路上皮癌的可能。

即使除外膀胱癌的可能，UTUC尿细胞学的准确性也取决于癌细胞的分级，有研究显示尿细胞学敏感性与分级明显相关，如G1为20%，G2为45%及G3为75%。因此尿细胞学阳性多提示高级别UTUC。为提高尿细胞学的阳性率和可靠性，通常建议行逆行插管取肾盂尿，尤其是反复冲洗的尿细胞学检查（又称 bar-botage cystology）对 UTUC 检出率可达 91%，诊断功效几乎等同于组织活检。

基于某种分子异常特征的尿荧光原位免疫杂交检查（FISH），敏感性几乎等同于膀胱癌的 FISH 检测，尤其对低级别 UTUC 有同样敏感性和特异性。

对已存在膀胱癌拟怀疑合并 UTUC 者，排出尿细胞学检查并不能定位，需行患侧上尿路插管取分肾尿液行尿细胞学检查，但操作中应注意膀胱尿液污染，如插管成功后摒弃初始自行流出的肾盂尿液或许能减低这种污染风险。

4　诊断性输尿管镜及膀胱镜检查

膀胱镜检查是 UTUC 评估手段之一，因 UTUC 同时合并膀胱癌占 17%，膀胱镜检查了解有无合并膀胱肿瘤很有必要。对尿细胞学检查阳性，影像学有明显上尿路定位病灶，同时膀胱镜检查除外膀胱癌者，目前多数指南认为足以诊断 UTUC。否则需进一步输尿管镜检查。

通常建议采用软性输尿管镜行上尿路诊断性检查，软性输尿管镜不但能观察输尿管及肾盂，且能准确观察肾脏各盏情况。输尿管镜诊断 UTUC 准确性高达 90%，即使较小组织快，也能对肿瘤细胞分级做出准确判断；还能准确判断是否存在多中心可能，有资料显示 UTUC 大约 23% 为多中心病灶，且高级别浸润性及伴原位癌者多中心病灶风险明显升高；这些资料决定是否考虑行保留肾脏的患者尤为重要。对合适者也可经软输尿管镜同时行局部肿瘤钬激光切除术。

输尿管镜检查或肾输尿管全长切除术可增加膀胱种植转移风险。国内资料显示未经输尿管镜诊断的肾盂输尿管全长切除术后患者 5 年膀胱 PFS 比经输尿管镜诊断者高 46.5%（64.9% vs. 44.3%），提示可能与输尿管镜检查增加膀胱种植转移风险有关。目前有关预防 UTUC 输尿管镜术后预防膀胱种植转移的研究多来自于保留肾脏的 UTUC 内镜治疗，结果提示保留肾脏的 UTUC 经输尿管镜局部切除后 1 小时内膀胱单次灌注丝裂霉素 40 毫克，可有效降低膀胱种植复发的风险。由于诊断性输尿管镜检查在尿细胞学阴性或影像学检查不确定情况下有重要诊断价值，建议一旦诊断性输尿管镜检查确诊为 UTUC，术后 1 小时内应行膀胱化疗药物灌注治疗以减低膀胱种植风险。

并非所有输尿管镜检查均能获得成功，使 UTUC 诊断面临挑战；尤其是输尿管浸润性 UC，不但造成输尿管梗阻使输尿管镜难以到达有效活检部位及增加尿细胞学假阴性可能，同时也增加输尿管镜检查损伤输尿管而造成肿瘤扩散风险；而且以梗阻为表现的输尿管浸润性癌其传统影像学表现也难以与子宫内膜异位或炎性假瘤等罕见疾病鉴别，以上情况均给 UTUC 诊断带来挑战，需要医生整合评估尿细胞学、尿 FISH、影像学、输尿管镜，甚至分子影像学结果，并告知患者及其家属相关信息，共同决定诊治方案。

第四章

尿路上皮癌的治疗及随访

第一节 非肌层浸润性膀胱 UC 的治疗及随访

1 NMIBC 的外科治疗

1.1 经尿道切除的方法与技术

经尿道膀胱肿瘤切除术（transurethral resection of bladder tumor，TURBt）是非肌层浸润性膀胱癌（NMIBC）的重要诊断和治疗方法，手术目的是获取准确的病理分期和切除肉眼可见病灶。

对体积不大的肿瘤，可用等离子电切技术或各种激光技术（铥激光、钬激光）将其完整切除。激光剜除技术无闭孔反射，气化效果好，凝固层薄，96%~100% 标本含肌层组织，可提高标本质量，以进行精准病理分期。对体积较大的肿瘤，可分块切除，直至膀胱肌层显露。电切标本应包含膀胱肌层成分，并减少灼烧对组织标本的破坏。电切标本缺乏肌层组织与肿瘤残留风险的增高相关。

窄带成像（narrow band imaging，NBI）技术可更好显示富含血管的肿瘤组织，其对肿瘤和原位癌的检出率要显著优于白光成像。因此，对多发病灶、原位癌，NBI引导下经尿道电切术能降低病灶遗漏风险。随机对照研究显示与白光膀胱镜相比，NBI用于TURBt可降低术后复发率（5.6% vs. 27.3%）。

1.2 膀胱病理活检

TURBt术中，对地毯样病变、红肿黏膜等难与UC相鉴别时，需对可疑病变行活检或诊断性电切。对尿细胞学阳性，或曾有高级别UC病史者，若无肉眼可见病灶，可行多点活检或多处诊断性电切，范围包括三角区、膀胱顶部、左右侧壁及前后壁。

1.3 二次电切

首次TURBt术后肿瘤残留率为4%~78%，与肿瘤分期和数目相关。一项Meta分析结果显示，pT1期肿瘤电切后残留率为58%，其中11%会出现病理分期升级。pT1期膀胱癌二次电切5年疾病进展率为6.5%，明显优于单次电切（23.5%）。另一项回顾性研究对高级别T1期肿瘤进行二次电切后随访10年，PFS为69.7%，单次电切仅为49.6%。二次电切能够提高无复发生存（RFS），PFS及OS。

二次电切在术后14~42天进行要优于43~90天，

能获更高 RFS 和 PFS，因此推荐初次电切术后 2~6 周行二次电切。二次电切需对原肿瘤基底行再次切除，深度需达深肌层。二次电切适应证包括：①首次电切不充分者；②首次电切标本中无肌层组织（除外低级别/G1 Ta 期肿瘤和原位癌）；③T1 期肿瘤。另外，中国膀胱癌联盟专家共识指出 G3（高级别）肿瘤也可作为二次电切适应证（表 2-4-1）。

表 2-4-1　NMIBC 经尿道手术推荐意见

NMIBC 经尿道手术推荐意见	推荐等级
对怀疑膀胱肿瘤患者行经尿道切除，获取组织以明确病理诊断。	强
经尿道切除膀胱肿瘤可采用整块剜除或分块切除，切除范围需包括肿瘤边缘及肿瘤下方膀胱壁组织。	强
建议术中对可疑黏膜处行活检，对于尿细胞学阳性或曾有 HG/G3 肿瘤的患者推荐行随机活检或荧光引导下的活检。	强
推荐以下情况时对前列腺尿道黏膜行活检：膀胱颈部肿瘤，尿细胞学阳性但膀胱内无可疑新生物，前列腺尿道黏膜异常。	强
TURBt 记录必须描述肿瘤的位置、外观、大小和多灶性，以及切除的范围和完整性。	强
尿脱落细胞学阳性但膀胱内无可疑新生物时需积极排查：上尿路肿瘤、膀胱原位癌，及前列腺尿道肿瘤。	强

2　NMIBC 的膀胱灌注化疗

TURBt 术后膀胱肿瘤存在较高复发风险并有可能进展为肌层浸润性膀胱癌，术后 3 月内复发率与肿瘤残留、瘤细胞种植、不可见肿瘤的遗漏及肿瘤侵袭性等有关。对 Ta 及 T1 期肿瘤，单纯行 TURBt 术不充分，需行术后辅助治疗。

2.1 术后即刻单次膀胱灌注化疗

术后行即刻单次膀胱灌注（single instillation，SI）能杀灭术中播散的瘤细胞、创面残留的瘤细胞和遗漏的小肿瘤。一项纳入 13 篇 RCT 研究的系统评价，结果显示与单纯 TURBt 术相比，术后 SI 可降低 35% 的早期肿瘤复发风险，并使 5 年复发率降低 14%（从 58.8% 降至 44.8%）。研究还发现每年复发次数>1 次或欧洲癌症研究与治疗组织（EORTC）复发评分≥5 分的患者不能从术后 SI 中获益。还有 3 项大型 Meta 分析也报道相同结果。因此，除每年复发次数>1 次或 EORTC 复发评分≥5 分和有禁忌证（术中发生膀胱穿孔或术后明显血尿）者，所有非肌层浸润性膀胱癌均应接受术后 SI，以降低复发风险。

应用丝裂霉素 C、表柔比星或吡柔比星单次灌注均有临床获益，但尚无药物之间的随机对照研究。一项纳入约 400 例的 RCT 研究显示单次灌注吉西他滨的疗效优于盐水对照组，并有较低副作用。另一项类似研究中 TURBt 术后盐水冲洗时间长达 24 小时，可能与对照组复发率偏低有关。另有两项 Meta 分析显示持续盐水膀胱冲洗能预防肿瘤早期复发。

预防肿瘤细胞种植的措施应在TURBt术后几小时内实施，在细胞和动物实验中发现瘤细胞会在几小时内种植，并被细胞外基质覆盖。所有SI相关研究，均推荐24小时内灌注治疗。药物外渗可能引起严重并发症，故明确或怀疑膀胱可能穿孔者应避免SI。

2.2 维持膀胱灌注化疗

即刻灌注化疗后是否进一步行维持膀胱灌注化疗因肿瘤风险分层而异。多项研究SI联合维持灌注能否进一步降低低危肿瘤复发风险，结果显示应用丝裂霉素C和表柔比星维持灌注，与SI相比无获益，在大多数情况下还增加了副作用。因而对低危患者，SI即可降低复发风险，被认为是标准和完整的治疗方案。一项针对中危患者的研究发现，SI后维持膀胱灌注化疗改善了无复发生存期，不过中危患者的复发风险存在较大异质性，临床可使用一些风险评估工具评估患者的复发风险，以决定是否给予维持膀胱灌注治疗和灌注治疗药物的类型。对高危患者，其复发和（或）进展可能性更大，仅行SI无法取得满意疗效。

2.3 维持膀胱灌注化疗 vs. 无辅助治疗

一项纳入11个RCT（3 703例）的Meta分析表明，相比无辅助治疗，维持膀胱灌注化疗1年肿瘤复发率降低44%。另有2项Meta分析表明，BCG治疗可降低肿瘤进展风险。对预防复发，BCG维持治疗较化疗更有优势，但BCG会产生更多不良反应。故当复发风险适中且膀胱灌注化疗适宜，主要目标是预防复发时，膀胱灌注化疗可能比BCG有更好的风险获益比。

2.4 SI+维持膀胱灌注化疗 vs. 单纯维持膀胱灌注化疗

证据表明，对中危患者，无论是否采用维持膀胱化疗，SI均能对防止肿瘤复发产生有利作用。一项包括2 243例NMIBC的随机对照比较采用丝裂霉素行SI结合术后2周丝裂霉素维持膀胱灌注化疗与仅用维持膀胱灌注化疗的效果比较，结果SI组三年内复发风险降低了9%（从36%降至27%），这对中、高危患者尤为显著。维持膀胱灌注化疗的治疗方案尚存争议。一篇纳入随机对照试验的系统评价比较了不同化疗灌注方案的效果，未能得出最佳治疗方案，不过灌注维持化疗的时间建议不超过1年。

2.5 提高膀胱内化疗疗效的选择

调整pH值、灌注药物保留时间及药物浓度：一项使用丝裂霉素C的多中心RCT研究表明，优化灌注条件可增强疗效，具体包括：灌注前8小时限制液体摄入，碱化尿液，确认膀胱完全排空（残余尿量<10mL），提高丝裂霉素C浓度等。一项关于药物灌注保留时间的研究显示，丝裂霉素C灌注保留1小时效果优于30分钟。另一项使用表柔比星的RCT研究表

明，在提高灌注化疗疗效方面，化疗药物浓度比灌注药物保留时间更重要。

2.6 装置辅助的膀胱内灌注化疗

微波诱导热疗效应：对高危患者，研究显示利用微波诱导热疗可增强丝裂霉素C的疗效。一项针对中高危RCT研究显示，丝裂霉素C微波诱导热疗与BCG治疗相比，能增加24个月PFS。膀胱热灌注化疗：可采用不同技术提高灌注丝裂霉素C的温度，但缺乏有效性研究数据。电化学膀胱灌注化疗：一项针对高危患者的小型RCT研究显示，电化学膀胱灌注丝裂霉素C并序贯BCG治疗与单用BCG相比效果更佳（表2-4-2）。

表2-4-2　NMIBC灌注治疗推荐意见

NMIBC灌注治疗推荐意见	推荐等级
复发率<1次/年的患者以及EORTC复发评分<5的中低风险的NMIBC患者，建议在TURBt术后24小时内行单次膀胱灌注化疗。	强
如果存在明显或可疑的膀胱穿孔，或术后膀胱出血需要进行膀胱冲 洗时，则不应行即刻膀胱灌注化疗。	强
维持膀胱灌注化疗的总疗程不建议超过1年。	弱
单次膀胱灌注化疗的时间达到1小时以上为宜。	弱

3　NMIBC的卡介苗灌注治疗

虽然多数NMIBC可通过经尿道膀胱肿瘤电切术切除，但术后复发率较高，特别是高危NMIBC，术后五年复发率高达50%~80%，并有可能进展为肌层浸润性膀胱癌。高危NMIBC术后通过膀胱内灌注卡介苗（BCG）诱导机体局部产生免疫反应，可达到降低肿瘤复发，控制肿瘤进展的目的。

3.1 BCG治疗效果

多项Meta分析证实，TURBt术后BCG灌注比单纯TURBt或TURBt+灌注更能有效预防NMIBC复发。3项随机对照试验将BCG与表柔比星和干扰素（IFN）、丝裂霉素C（MMC）或单用表柔比星对比，证实BCG对降低肿瘤复发有优势。这在长期随访及对中危NMIBC的独立分析中均得以证实。BCG的膀胱维持灌注同样重要，一项Meta分析评估9项随机对照试验2820名患者，在BCG维持灌注的复发风险比MMC降低了32%（$P<0.0001$），但在无BCG维持灌注试验中，BCG复发风险却增加了28%（$P=0.006$）。两项Meta分析结果表明，BCG灌注治疗在降低NMIBC肿瘤进展中有显著优势。EORTC对4863例24项随机试验进行Meta分析，根据平均2.5年和最长15年的随访，BCG治疗2658例患者有260名（9.8%）出现进展，而对照组（单独TURBt或TURBt加其他灌注治疗）2205名患者有304名（13.8%）出现进展。表明BCG维持治疗后肿瘤进展的概率降低了27%（OR 0.73，$P=0.001$），且Ta、T1期乳头状肿瘤与原位癌的疗效相似。对于长期终点，BCG

相对于灌注化疗的效果仍存争议。EORTC一项长期随访随机对照试验显示，与表柔比星相比，接受BCG治疗可显著降低远处转移率，总OS和疾病特异性生存期更高，中高危患者受益相同。另一项个体患者数据Meta分析显示，BCG与丝裂霉素C比较在进展、总生存和肿瘤特异性生存方面无统计学差异。这些研究存在部分不一致结果，可能与患者特征、随访时间、方法学和统计效力存在差异有关。大多数研究表明，应用BCG膀胱维持灌注可使中高危NMIBC的进展风险降低。

国内BCG治疗NMIBC可追溯到20世纪80年代。2013年底，国产治疗用BCG上市，用于治疗膀胱原位癌和预防复发，以及用于预防处于Ta或T1期的膀胱乳头状癌TURBt术后的复发。国产BCG治疗中高危NMIBC近期疗效确切，1年无复发生存率为79%~92%。一项多中心随机对照研究显示，国产BCG膀胱灌注预防中高危NMIBC的2年无复发生存率优于表柔比星。

3.2 BCG菌株

BCG在全球有不同菌株，即BCG Pasteur 1173p2，BCG Moreau，BCG Moscow，BCG Danish 1331，BCG Tokyo 172-1，中国有BCG D2PB302。小样本研究显示某些BCG株效果更好，但Meta分析发现各菌株间疗效并无明显差异。国内上市的为中国D2PB302培养而成的治疗用BCG（商品名：必赛吉®），生产工艺先进，与国外BCG株相比，抑瘤效果更高。

3.3 BCG治疗方案

BCG膀胱灌注一般在术后2周内开始，先采用诱导灌注方案，即每周一次共6次，之后休息4~6周。为获最佳疗效，在第12周（3月）时开始维持灌注治疗。美国SWOG推荐对高危患者在6周诱导灌注完成后，于第3、6、12、18、24、30、36个月时进行维持灌注，每周1次共3次，三年共27次。减少灌注次数（1年内15次减到9次）会使首次复发风险增加60%。对高危患者，全剂量BCG维持治疗3年比治疗1年的复发率显著降低，但中危患者获益不明显。因此，推荐给予中危患者1年，高危患者3年维持治疗。国产BCG推荐的灌注方案如下：在6周诱导灌注后，每2周1次，共3次强化灌注，然后每月1次，共10次，1年共19次，第2到3年维持灌注无统一意见，需更多临床证据。患者意愿和BCG副作用对维持时间有影响。应尽可能使用推荐BCG的标准剂量。国产BCG（必赛吉®）推荐剂量为每次120mg。灌注剂量减至1/3或1/6会影响疗效，且副作用无明显降低。

3.4 BCG治疗的不良反应

BCG灌注引起局部和全身不良反应比灌注化疗副作用更多，但严重副作用的比例不到5%，且通过有效治疗均能好转。大多数局部和全身副作用在灌注诱导期和维持期6个月内出现，6个月后的维持灌注与毒性反应无明显关联。灌注后出现BCG感染率小于1%，感染部位多在肺外。因副作用致BCG灌注中断多发生在治疗第一年。灌注治疗的疗效和毒性与患者年龄无关。因此，老年高危NMIBC的治疗方法应与年轻患者相同。BCG毒性在不同菌株间无显著统计学差异。有些症状在灌注前就已存在，可能由膀胱疾病本身（如伴随的CIS）引起，也有相当数量患者随治疗开始后症状逐渐减退。

国产BCG（必赛吉®）灌注1年的不良反应发生率为40.4%~74.5%，与国外的69.3%类似，绝大多数不良反应为I~II级，发生率为37.9%~60.1%，III~IV级仅为3.7%~11.7%。因此，国产BCG（必赛吉®）膀胱灌注有较好的安全性。

BCG全身性吸收后可能会出现严重并发症，禁忌证包括TURBt术后2周内、肉眼可见的血尿、创伤性导尿后以及有症状的泌尿系感染。尿中出现白细胞、镜下血尿及无症状菌尿并不是BCG治疗的禁忌，也无须使用抗生素进行预防。

另外，BCG对免疫功能低下者应慎用，如正服免疫抑制剂、HIV感染者。BCG灌注治疗常见不良反应及处理方法见表2-4-3、表2-4-4。

表 2-4-3　膀胱内灌注 BCG 相关副作用及处理

局部副作用处理方法	
	非甾体类消炎镇痛药（NSAIDs）。 如症状在几天内改善，继续灌注。如症状持续或加重： 1. 延迟灌注。 2. 进行尿培养。 3. 开始试验性抗生素治疗。 如在使用抗生素治疗期间症状依然持续： 　尿培养阳性：根据药敏结果调整抗生素。 　尿培养阴性：喹诺酮类（左氧氟沙星、莫西沙星、吉米沙星等）和有潜在止痛作用的抗炎药。 　如症状持续：抗结核药物－异烟肼（300mg/d），利福平（600mg/d）+皮质醇。 如对治疗无反应和/或膀胱挛缩：根治性膀胱切除术。
膀胱炎症状	
血尿	如有其他症状，进行尿培养以排除出血性膀胱炎。 如血尿持续，膀胱镜检查以评估是否有膀胱肿瘤复发。
症状性肉芽肿性前列腺炎	罕见症状：进行尿培养。 喹诺酮类。 如果喹诺酮类无效，异烟肼（300mg/d），利福平（600mg/d），3 个月。 停止膀胱灌注治疗。
睾丸附睾炎	尿培养和应用喹诺酮类抗生素。 停止膀胱灌注治疗。 如形成脓肿或对治疗无反应，睾丸切除。
全身副作用处理方法	
全身不适，发热	无论是否用退烧药，一般会在 48 小时内缓解。
关节痛和/或关节炎	很少见的并发症，应该考虑自身免疫反应。 关节痛：非甾体类消炎镇痛药（NSAIDs）治疗。 关节炎：非甾体类消炎镇痛药（NSAIDs）治疗。 如无/部分有反应，使用皮质醇，高剂量的喹诺酮或抗结核药物。

持续高热 （ > 38.5°C for > 48 h）	永久停止 BCG 灌注。 即刻评估：尿培养，血液检查，胸部 X 线检查。 在进行诊断评估同时，尽早使用二联及以上抗生素治疗。 与感染科专家讨论对策。
BCG 脓毒血症	预防：至少在 TURBt 后 2 周再开始 BCG 的灌注（如果没有血尿的体征和症状）。 停止 BCG 灌注。 1.严重感染：高剂量的喹诺酮或异烟肼，利福平和乙胺丁醇 1.2g，每日一次，6 个月。 2.如症状持续，早期使用高剂量的皮质醇。 3.考虑试验性覆盖革兰氏阴性细菌和/或肠球菌的非特异性抗生素。
过敏反应	抗组胺药和抗炎药。 如果症状持续，高剂量的喹诺酮或异烟肼和利福平。 延迟治疗至反应消失。

表 2-4-4　BCG 治疗推荐意见

BCG治疗推荐意见	推荐等级
中危 NMIBC，推荐全剂量 BCG 治疗 1 年。	强
高危 NMIBC，推荐全剂量 BCG 治疗 1~3 年。	强
国产 BCG 治疗效果好于表柔比星，推荐全剂量治疗至少 1 年。	中
BCG 膀胱灌注治疗的绝对禁忌证为： 　TURBt 术后两周内 　肉眼血尿患者 　创伤性导尿 　有症状的尿路感染患者	强

4 膀胱原位癌的治疗

4.1 治疗策略

伴发于 Ta、T1 期肿瘤的膀胱原位癌（CIS）会增加肿瘤复发和进展的风险，原位癌不能只采用单纯腔内手术治疗方案，病理确诊后须行进一步治疗，可选择卡介苗（BCG）膀胱灌注或根治性膀胱切除术（RC）。若能及时接受 RC，肿瘤特异性生存率很高，但大部分患者存在过度治疗的可能。

4.2 膀胱腔内灌注卡介苗或化疗药物的队列研究

对 CIS 回顾性评估，膀胱内灌注化疗药和 BCG 完全反应率分别达 48% 和 72%~93%。但有 50% 完全反应者最终发展为浸润癌和/或出现膀胱外复发。

4.3 膀胱腔内灌注卡介苗或化疗药物的前瞻性随机试验

在 CIS 进行的随机试验较少，一项对 CIS 膀胱内灌注 BCG 与灌注化疗进行比较的 Meta 分析显示，灌注 BCG 后显著提高了治疗成功率，降低了 59% 治疗失败率。一项 EORTC-GUCG 的 Meta 分析结果显示，在 403 例 CIS 中，较之膀胱腔内化疗药物灌注或其他免疫治疗，BCG 治疗能使肿瘤进展率降低 35%。另有研究，BCG 联合丝裂霉素治疗并未显示较单独使用 BCG 有优势。总之，与化疗相比，BCG 治疗可提高 CR 和 PFS，并降低肿瘤进展风险。

4.4 前列腺部尿道及上尿路 CIS 的治疗

CIS 可累及膀胱外器官，如上尿路及前列腺部尿道，Solsona 等经过对 138 例 CIS 的观察发现，63% 在初诊或随访中有膀胱外器官受累。较之单纯 CIS，膀胱外器官受累者预后更差。在前列腺部位，原位癌可能仅存在于前列腺部尿道上皮或前列腺腺管。需与侵入前列腺实质（T4a 期膀胱肿瘤）的膀胱癌相鉴别，后者需行根治性膀胱前列腺切除术。位于前列腺部尿道的尿路上皮原位癌，可采用膀胱腔内灌注 BCG 方式治疗。经尿道前列腺切除能增加前列腺部尿道与 BCG 的接触，但由此可能增加原位癌扩散风险，术中不能进行耻骨上膀胱穿刺置管。前列腺导管原位癌一般需行 RC 术，有报道表明 BCG 治疗显示一定效果，但由于病例较少，不足以形成明确的指导意见。

5 灌注治疗失败后的处理

5.1 膀胱灌注化疗失败

NMIBC 膀胱灌注化疗后复发患者可从 BCG 灌注方案中获益，因此可行 BCG 灌注治疗，既往膀胱灌注化疗对 BCG 灌注的效果无影响。

5.2 膀胱灌注卡介苗治疗后的无效和复发

BCG 灌注失败可分为 BCG 难治、BCG 复发和 BCG

无应答三种类型。有研究显示，BCG复发患者比BCG难治者预后更好。BCG无应答属于新近提出的分类，是指那些BCG继续治疗无效且具有较高肿瘤进展风险的病例（表2-4-5）。

表2-4-5　膀胱灌注卡介苗治疗失败的分类

随访期间任何时间点发现肌层浸润性膀胱癌。
卡介苗难治性肿瘤
1.BCG开始治疗后的3个月内发现T1G3/高级别肿瘤，继续BCG治疗会增加肿瘤进展的风险。 2.BCG治疗3~6个月后，即在二次诱导或首次维持治疗后出现TaG3/HG肿瘤。 3.BCG治疗3个月后发现CIS（不伴乳头状瘤）并且持续至6个月时仍存在。通常来说这部分病例在追加一个BCG疗程后，有超过50%的病例可以实现完全缓解。 4.在卡介苗维持灌注期间出现HG肿瘤*。
卡介苗复发性肿瘤
最初对BCG治疗有反应，但在疗程结束后再发G3/HG肿瘤。
卡介苗无应答肿瘤
包括BCG难治性肿瘤以及在完成足量BCG治疗**后6个月内T1、Ta/HG肿瘤复发或完成足量BCG治疗后12个月内发生CIS。
卡介苗不耐受
疗程完成前，因严重不良反应停止进行BCG灌注治疗。

*在卡介苗治疗期间或治疗后，低级别复发的患者并不被视为卡介苗无效。
**完成足量卡介苗治疗被定义为完成6剂初始诱导疗程中的至少5次，加上第二次诱导疗程中至少六剂中有两剂，或三剂疗程治疗中有两剂

5.3 卡介苗治疗失败的处理

BCG治疗失败后一般不会再对BCG治疗出现反应，故推荐采用RC。此外，几种保留膀胱策略正处于研究阶段，如细胞毒性药物膀胱内灌注治疗、膀胱热灌注治疗、膀胱内免疫治疗、全身免疫治疗或基因治疗。某些BCG治疗失败的病例，能对这些治疗产生一定反应。在一项随机对照试验中，对之前BCG诱导治疗失败的高风险NMIBC，丝裂霉素联合微波诱导热疗在2年内获得了35%的DFS，而对照组为41%（使用卡介苗、丝裂霉素或丝裂霉素联合根据研究者判断酌情使用的电离子导入化疗药物）。经过预实验的分析，丝裂霉素联合微波诱导热疗在CIS复发患者DFS较低，但在非CIS乳头状肿瘤中DFS较高（24% vs. 53%）。最近，全身免疫治疗药物帕博利珠单抗（pembrolizumab）获得了FDA的批准。

对于BCG治疗失败者选择非治性RC的保守治疗，必须考虑到这些疗法在肿瘤治疗中的不足。各种研究表明，重复BCG治疗适用于非高级别以及卡介苗治疗后一年以上复发的高级别肿瘤。对不耐受而无法完成卡介苗灌注的高危肿瘤，目前尚无更理想治疗方案。卡介苗治疗后发生的非高级别肿瘤复发不被视为卡介苗治疗无效。应根据肿瘤特性选择个体化治疗方案（表2-4-6）。

表 2-4-6　卡介苗治疗无效的推荐意见

分类	卡介苗治疗无效的推荐意见	推荐等级
卡介苗无应答	1.根治性膀胱切除术（RC）。	强
	2.参加新治疗策略的临床试验。	弱
	3.不适于或不接受 RC 者，选择膀胱保留策略。	弱
迟发性卡介苗复发（接受卡介苗治疗 T1Ta/HG 复发> 6 个月或 CIS> 12 个月）	1.根治性膀胱切除术或根据个体情况重复卡介苗疗程。	强
	2.保留膀胱的策略。	弱
BCG 治疗原发肿瘤后低级别复发肿瘤	1.重复卡介苗或膀胱灌注化疗。	弱
	2.RC。	弱

5.4　非肌层浸润性膀胱癌的 RC

由于下面情况，对于部分 NMIBC 患者也需考虑尽早行 RC 术。

（1）根据 TURBt 标本判定的分期并不准确，接受RC 的 "T1" 肿瘤中有 27%~51% 被重新归为肌层浸润性肿瘤。

（2）部分非肌层浸润性膀胱肿瘤后期会进展为肌层浸润性肿瘤。

（3）后期进展为肌层浸润性肿瘤的患者，较 "初始" 即为肌层浸润性肿瘤的患者预后更差。

在与患者共同决策中，必须对 RC 优点、风险、

并发症、对生活

质量的影响等进行充分讨论和比较。对具有高进展风险的NMIBC，应建议立即行RC。对BCG无应答者推荐尽早进行RC术，延迟可能导致肿瘤特异性生存率降低。在进展为MIBC前进行RC术，5年DFS率超过80%（表2-4-7）。

表2-4-7　NMIBC根治性膀胱切除推荐意见

NMIBC根治性膀胱切除推荐意见	推荐等级
对于前列腺尿道尿路上皮内CIS患者，经尿道前列腺切除术后推荐行膀胱内卡介苗灌注治疗。	弱
肿瘤进展高风险患者立即行RC。	强
卡介苗无应答患者推荐行根治性膀胱切除术。	强
BCG治疗无反应且因并发症无法接受RC者，推荐膀胱保留策略（膀胱灌注化疗、膀胱灌注化疗+微波诱导高热、电离子导入化疗药物、膀胱腔内或全身免疫治疗，选择性参与临床试验）。	弱

6　NMIBC的风险度分级及随访

6.1　风险度分级

非肌层浸润性膀胱尿路上皮癌（NMIBC）约占初发膀胱UC的70%，其中Ta、T1、Tis期占比分别约为70%、20%和10%。Ta期肿瘤指非浸润性乳头状UC，尿路上皮呈乳头状增生，具有结构和细胞异型性，但未发生浸润，该期肿瘤的进展风险较低。T1期肿瘤的根部已浸润生长至黏膜下层，此处存在微小的血管和淋巴管，发生肿瘤进展甚至转移的风险显著升高。Tis期肿瘤指尿路上皮非乳头状（即平坦）病变，细胞具有显著异型性，虽然尚未发生浸润，但生物学行为显著差于 Ta 期肿瘤。

对非肌层浸润性膀胱 UC，与复发、进展相关的临床和病理指标主要包括肿瘤数量、大小、复发频率、临床分期、病理分级，以及是否伴原位癌（CIS）。其中，肿瘤数量≥8 个以及复发频率>1 次/年对复发的预示意义最大，临床分期为 T1 期、病理分级为高级别及同时伴有原位癌对进展的预示意义最大。

参照 2020 年欧洲泌尿外科学会（EAU）指南，NMIBC 的风险度分级如表 2-4-8。

表 2-4-8　非肌层浸润性膀胱 UC 风险度分级及治疗建议

NMIBC 危险度	定义	治疗建议
低危	同时符合：初发、单发、Ta、低级别（LG）、<3cm、不伴 CIS	TURB 后立即行 1 次膀胱腔内灌注化疗。
中危	介于高、低危之间的肿瘤	TURB 术后即刻膀胱灌注化疗一次，最长 1 年的膀胱灌注化疗，或全剂量 BCG 治疗 1 年。
高危	符合下述任意一项： T1 高级别（HG） 伴 CIS 或者同时符合：复发、多发、>3cm 的 Ta LG 肿瘤	全剂量 BCG 膀胱灌注治疗 1~3 年。

NMIBC 危险度	定义	治疗建议
极高危	T1HG的基础上，伴有下述任意一项： 复发 多发 >3cm 伴 CIS（膀胱或前列腺部尿道） 伴脉管癌栓 伴不良组织学变异亚型	必须考虑根治性膀胱切除术。 拒绝或不适于接受根治性膀胱切除术者，推荐行全剂量BCG膀胱灌注治疗1~3年。

6.2 随访

NMIBC电切术后存在较高复发和进展风险，术后监测意义重大，特别对高级别肿瘤，及时发现肿瘤复发或进展并采取有效治疗措施会显著改善预后。

膀胱镜检查是复发监测的金标准，泌尿系影像学检查、尿细胞学检查以及尿癌标志物检测等是有益补充。对所有NMIBC均推荐术后三个月行首次膀胱镜检查，不建议用其他非侵袭性检查替代。

膀胱镜检查的频率和持续时间需考虑个体风险度级别：低危患者如术后3月时的膀胱镜检查为阴性，之后可适当降低镜检频率，如经5年随访无复发，可考虑停止膀胱镜复查或改为影像学检查替代；中、高危患者推荐终身使用膀胱镜复查，频率可逐渐降低至1年/次。高危患者重视对前列腺部尿道及上尿路的监测，建议联合尿细胞学检查，定期行上尿路影像学检查。

如膀胱镜下发现黏膜异常应行活检或诊断性电切，如仅尿细胞学检查阳性（膀胱镜为阴性），可行膀胱系统性活检。对伴有原位癌者，可在随访过程中酌情行膀胱系统性活检。

随访过程中如发现肿瘤复发，则治疗后的随访计划按上述重新开始（表2-4-9）。

表2-4-9 NIMBC随访推荐意见

NIMBC随访推荐意见	推荐等级
推荐NMIBC术后进行规律的膀胱镜检查。	强
如膀胱镜下膀胱黏膜存在可疑病变或术后尿细胞学检查异常，应行膀胱镜下活检。	强
如尿细胞学检查阳性但膀胱黏膜外观正常，需行膀胱系统性象限活检或光动力学辅助下活检，并积极排查前列腺部尿道或上尿路复发的可能。	强
低危患者建议术后3个月行首次膀胱镜检查，如无异常，术后1年时行第二次镜检，之后每年膀胱镜检一次，5年后可改为影像学检查替代。	弱
高危患者建议术后3个月行首次膀胱镜检查及尿细胞学检查，之后每3月复查一次，如持续未见复发，2年后可将复查频率降为每半年一次，5年后可降为每年一次。	弱
中危患者建议术后3个月行首次膀胱镜检查，之后镜检频率可介于高、低危患者之间。	弱
高危患者建议每年行上尿路影像学检查一次（CTU或静脉肾盂造影）。	弱

第二节 肌层浸润性膀胱 UC 的治疗及
随访

1 肌层浸润性膀胱癌新辅助治疗

肌层浸润性膀胱癌（muscle invasive bladder cancer，MIBC）单纯手术治疗效果不理想，联合新辅助治疗（neoadjuvant therapy，NAT）可提高疗效。新辅助治疗包括新辅助化疗（neoadjuvant chemotherapy，NAC）、放疗（neoadjuvant radiotherapy，NAR）和免疫治疗，当前新辅助治疗仍以 NAC 为主。

NAC 具有消除微转移、降低肿瘤分期、评估化疗敏感性、降低手术难度、减少并发症和提高远期生存作用，但可能延迟对 NAC 无效的手术时间，而且基于临床分期的 NAC 可能存在过度治疗问题。多项前瞻性临床研究证实 NAC 能显著提高 MIBC 生存时间。NAC 主要采用以顺铂为基础的联合化疗方案，常用有吉西他滨+顺铂（GC）方案、甲氨蝶呤+长春碱+多柔比星+顺铂（MVAC）方案，剂量密集 MVAC 方案（dose-dense MVAC，ddMVAC）和 顺铂+甲氨蝶呤+长春碱（CMV）方案。

新辅助放疗（neoadjuvant radiotherapy，NAR）本质上为局部治疗，可使肿瘤降期，但对远处微转移无作用，对生存影响不明确，临床使用较少，常不推荐。

应用免疫检查点抑制剂如 PD-1 抗体、PD-L1 抗体、细胞毒性 T 淋巴细胞相关蛋白 4（CTLA-4）抗体的新辅助免疫治疗尚处于临床研究阶段。单臂 II 期试验结果表明，PD-1 抗体可使肿瘤降期，对有鳞状细胞癌或淋巴上皮瘤样变的亚型的患者也有效，可能具有广阔应用前景。

1.1 新辅助化疗（NAC）

RC 是治疗 MIBC 和伴有变异组织学特征 MIBC 的金标准。但 RC 术后 5 年生存率仅 50% 左右，多种基于顺铂的新辅助化疗方案被证实能改善预后。RC 患者对新辅助化疗的耐受性和依从性优于术后辅助化疗，但新辅助化疗会延迟对化疗不敏感者手术时机，从而可能影响预后。目前尚无前瞻性研究表明，因 NAC 而延迟手术对生存有不良影响。因此认为，NAC 不影响 RC 成功率和并发症。

共有三项荟萃分析评估 NAC 对生存的影响。2005 年发表的荟萃分析共纳入 11 项随机研究，包含 3005 名患者，结果显示 NAC 可使患者生存获益。最近一项荟萃分析，新纳入 4 项随机临床试验，并更新了 Nordic I、Nordic II 和 BA06 30894 的研究结果。该研究发现 NAC 可使 5 年生存率提高 8%。目前，只有基于顺铂的联合化疗方案才使生存获益，包括吉西他滨+顺铂、

甲氨蝶呤+长春碱+阿霉素（表柔比星）+顺铂（MVA
(E) C)、顺铂+甲氨蝶呤+长春碱（CMV）、顺铂+甲氨
蝶呤（CM）、顺铂+阿霉素、顺铂+5-氟尿嘧啶（5-
FU）。

系统回顾性研究和荟萃分析发现，GC方案与
MVAC方案能达相似的pT0/pT1缓解率，小样本研究显
示ddMVAC的降期率和病理完全缓解率更高。最近
GETUG/AFU V05 VESPER随机临床试验显示ddMVAC
和GC方案的病理缓解率（ypT0N0）相似，分别为
42%和36 %（p = 0.2），两者分别使154名（77%）和
124名（63%）的肿瘤局限于膀胱（< ypT3pN0）（p =
0.001）；ddMVAC导致更严重的乏力和胃肠道副作用。
尽管ddMVAC组的局部控制率更高（pCR、肿瘤降期
或器官局限性疾病）（p = 0.021），但作为主要终点的
三年PFS尚未到达随访终点。剂量密集GC方案
（ddGC）由于副作用明显，一般不推荐。

新辅助化疗对原发性或继发性MIBC（初诊为非肌
层浸润性膀胱癌）的效果可能存在差异，但在缺乏前
瞻性高质量数据支持时，继发性MIBC的治疗方案应
与原发性MIBC保持一致。非尿路上皮组织类型的膀
胱癌患者能否从NAC中获益尚不清楚。一项回顾性研
究表明，NAC治疗可使膀胱神经内分泌肿瘤的OS获
益，降低非器官局限性疾病的发生；对微乳头分化、

肉瘤样分化和腺癌，NAC也可降低非器官限制性疾病的发生，但对OS无统计学差异；且鳞状细胞癌似乎不能从NAC中获益。

不能耐受顺铂化疗的患者，不建议行新辅助化疗。目前专家共识认为不耐受顺铂化疗的患者需满足下列标准中的至少1条：①ECOG评分≥2分；②肾功不全（肌酐清除率<60mL/min）；③2级或以上听力损失；④2级或以上神经病变；⑤心功能不全（NYHA标准Ⅲ级心力衰竭）。

新辅助化疗可实现肿瘤降期、肿体缩小和降低手术治疗中微转移等效果，但部分患者对新辅助化疗反应较差甚至完全无反应，使其在遭受化疗副作用同时，还出现本可避免的手术延误。因此，寻找新辅助化疗疗效预测因素十分必要。有研究表明，性别、吸烟状态、少肌症、病理结果、术后pCR、多参数MRI（mpMRI）、FDG-PET/CT、多种分子标志物、基于不同计算方法的MIBC分子分型等可能作为NAC疗效的潜在预测因素，但目前仍无有效工具预测NAC疗效。

1.2 新辅助免疫治疗

近年膀胱癌的免疫治疗一直是进展、更新的热点。在ESMO、ASCO-GU及EAU等大会相继公布MIBC新辅助免疫治疗的临床研究（PURE-01和ABA-CUS）结果，病理完全缓解率分别为37%（42/114）

和31%（21/68）。此外，免疫治疗联合化疗的新辅助治疗，也取得令人鼓舞的初步结果，病理完全缓解率达33%~49%，但尚需长期随访的生存数据来证实。

PD-L1高表达、肿瘤突变负荷（TMB）、微卫星不稳定性（Microsatellite Instability，MSI）、DDR突变对预测免疫治疗疗效有参考意义（表2-4-10）。

表2-4-10　MIBC新辅助治疗推荐意见

MIBC新辅助治疗推荐意见	推荐等级
cT2‐T4a、cN0M0膀胱癌行新辅助化疗（NAC）并建议使用基于顺铂的联合化疗方案	强
对于不耐受顺铂联合化疗的患者不推荐行NAC	强
铂类不耐受的患者可尝试新辅助免疫治疗	弱

2 术前/术后放疗

2.1 术后放疗

根治术后局部晚期膀胱癌（pT3-4N+）局部复发率高达30%左右，且远处转移风险和预后不良较高，故针对降低局部复发和远处转移风险的辅助治疗备受关注。目前支持辅助放疗的文献有限，尤其缺乏前瞻性研究证据。最近，一项120例根治术后切缘阴性的局部晚期患者（53%为UC，47%为小细胞癌，具有至少一个高危因素：≥T3b，grade3，N+）的Ⅱ期临床研究，比较了辅助序贯放化疗与单纯辅助化疗的疗效和安全性。结果显示：辅助放化疗组2年局部无失败生存率明显优于单纯辅助化疗组（96% vs. 69%）、PFS 和总 OS 也有优势，但统计学无显著性差异。辅助放化疗组≥3度消化道毒副反应率为 7%，说明安全性好。

2019 年的系统综述评估辅助放疗在膀胱和上尿路 UC 的价值，发现单纯辅助放疗的临床获益不明确，但局部晚期患者可从辅助放疗联合化疗中获益。

目前尚无证据表明术后辅助放疗可改善膀胱 UC 总生存，但对 pT3/pT4pN0-2 患者给予辅助放化疗是合理的。放疗范围应基于手术病理结果，包括膀胱切除术床和淋巴结引流区。推荐辅助放疗剂量为 45~50.4Gy。对接受过新辅助化疗，在两程辅助化疗之间穿插辅助放疗的三明治疗法可能是合适的。术后同期放化疗的有效性和安全性尚需进一步研究。

2.2 术前放疗

到目前为止，已有六篇关于术前放疗的随机对照研究，但都是几十年前的。其中样本量最大的一项临床研究，45Gy 术前放疗显著提高了肌层浸润性膀胱癌的病理完全缓解率（9%~34%）。后者是影响预后的重要因素。但对该研究的生存数据存在争议，因部分患者接受过辅助化疗，50% 以上的患者（241/475）则未计划接受治疗，都被排除在最终分析之外。两个样本量较小的研究采用了较低放疗剂量（20Gy），术前放疗仅在≥T3 的患者中显示出略微的生存优势。另外两个小型试验的结果提示术前放疗可以降低分期。

一项包含5项随机对照试验的荟萃分析显示，术前放疗提高了5年生存率（OR：0.71，95%CI：0.48~1.06）。然而，荟萃分析的数据可能有偏差，其中样本量最大的研究，有相当一部分患者没有按计划进行治疗。若将这项研究排除之后，OR变为0.94（95%CI：0.57~1.55），无统计学显著差异。

近期的一项随机对照研究比较了RC术前与术后放疗的差异（n=100），结果显示术前放疗与术后放疗在OS、PFS和并发症发生率上相当。该研究大约·半患者为UC，另一半为小细胞癌。总体而言，这些较旧的数据为现代指南提供的证据级别很有限（表2-4-11）。

表2-4-11 MIBC放疗推荐意见

MIBC放疗推荐意见	推荐等级
不建议对肌层浸润性膀胱癌患者进行术前放疗；术前放疗可降低分期，但无生存获益。	强
建议对根治术后存在病理高危因素（pT3b-4/淋巴结阳性/切缘阳性）的患者给予辅助化疗联合辅助放疗。	弱

3 RC及尿流改道

RC是肌层浸润性膀胱癌标准疗法，是提高生存率、避免局部复发和远处转移有效疗法。手术包括膀胱及其邻近器官切除、盆腔淋巴结清扫和尿流改道。该术式涉及范围广，并发症风险高，术前需明确肿瘤病理类型、分期、分级、肿瘤部位和邻近器官累及情况，并据患者全身状况、预期寿命选择最合适入路和术式。

3.1 RC的指征

RC基本指征为：无远处转移、局部可切除的肌层浸润性膀胱癌（T2-4a，N0-x，M0）。其他适应证包括：反复复发或多发的T1G3（或高级别）肿瘤；伴发原位癌（CIS）的T1G3（或高级别）肿瘤；BCG治疗无效的肿瘤；TUR和膀胱灌注治疗无法控制的广泛乳头状病变；膀胱非UC；UC合并不良组织学变异亚型。挽救性RC指征包括非手术治疗无效、保留膀胱治疗后肿瘤复发的肌层浸润性膀胱癌。手术时间延迟 > 12周对疗效有负面影响。总体而言，计划接受RC患者应及时接受治疗，以使生存期最大化。

3.2 RC的手术范围

经典RC手术范围包括膀胱及周围脂肪组织、输尿管远端，并同时行盆腔淋巴结清扫术；男性包括前列腺和精囊，女性包括子宫、部分阴道前壁和附件。若肿瘤侵犯女性膀胱颈或男性尿道前列腺部，或术中冰冻发现切缘阳性，应同时行全尿道切除。

在男性，保护神经血管束、保留部分或全部前列腺和精囊的术式，可提高术后生活质量，但需慎重权衡保留器官导致肿瘤复发的风险。女性保留生殖器官存在增加切缘阳性风险，需谨慎选择保留器官。在合适病例，如绝经前保留卵巢能维持激素稳态，保留子宫和阴道能降低新膀胱尿潴留。

3.3 盆腔淋巴结清扫

盆腔淋巴结清扫（LND）具有明确分期和改善生存的双重作用。标准LND范围包括髂总血管分叉处（近端）、生殖股神经（外侧）、旋髂静脉和Cloquet淋巴结（远端）、髂内血管（后侧）之间的淋巴脂肪组织，包括髂外、髂内和闭孔。扩大LND在标准清扫基础上向上扩展至主动脉分叉处，包括髂总血管和骶骨前淋巴结。超扩大LND在扩大淋巴结清扫基础上向上扩展至肠系膜下动脉水平，包括腹主动脉远端及下腔静脉周围淋巴组织。尽管有研究显示扩大淋巴结清扫范围可提高病理分期的准确性和可能清除潜在的微转移灶，以提高生存率，但RC淋巴清扫最合理范围目前尚无定论。2019年，一项前瞻性随机临床研究（LEA研究）纳入401名患者，中位随访43月，结果显示扩大淋巴结清扫的临床获益并不优于局限性淋巴结清扫，但该研究入组人群选择和生存终点存在偏倚可能，关于扩大淋巴结清扫范围的临床获益仍需进一步RCT证实。另一项前瞻性随机对照研究（SWOG S1011）已结束招募并在随访中，相比LEA，该研究纳入了更多新辅助治疗后患者，且排除了T1期患者。待该研究结果公布后将会有更进一步的淋巴结清扫范围的高级别证据。

关于盆腔淋巴结清扫数目的研究目前都来自回顾性研究，结果提示增加淋巴结清扫数目，可能提高分期准确性，有利于改善预后。但因个体差异、淋巴结送检方式和病理医师处理淋巴结的方式都可能影响到淋巴结数目。因此在一定清扫范围内，细致彻底的淋巴结清扫操作比淋巴结数目更为重要。

3.4 手术方式选择

目前RC可分为开放和腹腔镜手术两种，腹腔镜手术包括常规腹腔镜和机器人辅助腹腔镜手术。与开放手术相比，常规腹腔镜手术对操作技巧要求较高。目前对其可行性、围术期疗效已得到证实，有些远期肿瘤控制效果也证实了腹腔镜手术的安全性。单孔腹腔镜手术的可行性已得到证实，但手术难度大，手术耗时长，所用器械和技术上有待完善。机器人辅助腹腔镜RC目前只在大型医疗中心开展，荟萃分析显示机器人辅助腹腔镜手术较开放手术可减少出血、术后短期并发症和住院时间，但在PFS、肿瘤特异性生存率和OS相似。对有盆腔放疗史者用机器人辅助腹腔镜手术可能更有优势。机器人辅助腹腔镜手术更精细和高效，手术缩短，创伤更轻，但完全腹腔内尿流改道技术仍需探索。总之，外科医生的经验才是 RC 术后结局的关键因素。

3.5　术中尿道切缘和输尿管切缘冰冻活检

回顾性研究显示尿道切缘阳性和输尿管切缘阳性都是影响术后生存的因素。根治术后复发尿道为 1%~8%，上尿路为 4%~10%，膀胱切除术中行尿道切缘和输尿管切缘冰冻活检的必要性仍存争议，但对高危患者（肿瘤侵犯膀胱颈或前列腺部尿道、输尿管口和原位癌）推荐术中行冰冻活检。

3.6　尿流改道

尿流改道是全膀胱切除术的重要组成部分，围术期并发症有不少与之相关。常用尿流改道方式以输出道解剖位置分三类：即经腹壁、尿道和经直肠乙状结肠。其中，经腹壁的尿流改道主要有：输尿管皮肤造口，回肠导管或结肠导管，可控储尿囊等；经尿道的改道方式指各部分胃肠道重塑形成的可控原位新膀胱（主要有回肠或结肠新膀胱）；经直肠乙状结肠改道主要指输尿管乙状结肠造口。目前，经腹壁的可控储尿囊和输尿管乙状结肠造口（尿粪合流）临床较少使用。

（1）尿流改道方式的选择：选择合适的尿流改道方式需结合患者的综合情况（肿瘤分期分级和位置、控尿功能、身体状态、个人意愿及依从性）而定。在术前，需充分告知患者及家属不同尿流改道方式对生活质量、术后护理康复以及主要并发症的影响，确保患者对尿流改道类型充分知情后做出决定。回肠导管术和原位新膀胱术是目前最常见的两种尿流改道术式，大多数需行RC的患者，均可选择这两种术式，极少数身体情况较差者更倾向于输尿管皮肤造口术。年龄不是选择尿流改道方式的绝对指标，患者生理状态更具参考价值。但80岁以上很少行原位新膀胱术。

选择两种不同的改道方式都不影响膀胱癌术后的控瘤效果和肾功状态；不过，有回顾性研究发现原位新膀胱术后尿道复发率似比其他改道方式低，但结论仍存争议，可能有选择偏倚。近期研究报道，原位新膀胱术与回肠导管术围术期并发症相当，大多研究认为原位新膀胱术并发症更多，级别更高。ERAS有助术后康复加速，并减少胃肠道、静脉血栓等并发症。

A输尿管皮肤造口术（ureterocutaneostomy）：输尿管皮肤造口术，术式简单、手术时间短、术后恢复快、围术期胃肠道并发症少。对预期寿命较短、一般情况较差（ASA评分较高）、肠道病变不合适作为输出道或主要目的为上尿路尿液引流的患者，该术式是合理选择。最近发现，与回肠导管术相比，选择输尿管皮肤造口的年龄更大，一般情况更差，但两组术后生活质量相当，肿瘤特异生存时间和OS均与尿流改道方式无关。但后者输尿管造口狭窄及上尿路感染风险较前者明显增高。

输尿管皮肤造口术可将双侧输尿管直接造口于腹壁，也可一侧与对侧先行端侧/侧侧吻合，仅一侧输尿管乳头造口于腹壁。左侧输尿管在肠系膜下动脉上方从腹膜后迁移至右侧，与右侧输尿管一并造口于腹壁，并实现双侧输尿管全程腹膜外化，这可提高患者的生活质量。输尿管管径较小，造口狭窄、内陷是常见远期并发症，通过腹壁皮瓣改良乳头固定输尿管末端，可减少相关并发症。

B 回肠导管术（Ileal conduit）：回肠导管术仍是使用最广泛、最可靠的尿流改道术。文献报道围术期总并发症40%~60%，1月内死亡率1~3%。但随术式普及和不断改良，大规模泌尿肿瘤中心3级以上围术期并发已少见，围术期死亡更少。围术期常见并发症包括上尿路感染、尿漏、造口坏死/狭窄，远期并发症常见有上尿路积水、结石、输尿管肠吻合口狭窄和造口旁疝。长期随访主要并发症是造口并发症（24%）和上尿路功能及形态变化（30%），发生率从术后5年45%增至15年的94%。

回肠导管术在距回盲瓣10~15cm选取末端回肠10~15cm，导管长度根据腹壁厚度和保留输尿管长度决定。左侧输尿管通过腹主动脉/腔静脉和乙状结肠系膜间隙转移到右侧腹膜后，输尿管与回肠导管的吻合方式有多种，包括端侧吻合、端侧插入、端端吻合、黏膜下隧道吻合等，不同的吻合方式无明显差异。如肿瘤侵犯输尿管，残留正常输尿管较短，可延长回肠导管，将回肠导管从乙状结肠系膜后方穿过至左侧腹膜后，行输尿管与导管吻合。国内报道，回肠导管的腹膜外化、改良输尿管回肠导管吻合方式等能有效减少造口旁疝、吻合口狭窄等相关并发症。也有研究乙状结肠后回肠导管术能有效减少左输尿管导管吻合口狭窄。

C 原位新膀胱术（orthotopic neobladder）：原位新膀胱术通过肠道缝制的新膀胱恢复储排尿功能，术后能维持较好外形和正常排尿，现有研究认为选择回肠导管术或原位新膀胱术并不影响肿瘤治疗效果。在规模较大的泌尿肿瘤中心，原位新膀胱术逐渐成为主流尿流改道方式。但是，原位新膀胱术仍需选择合适的膀胱癌患者。

不建议原位新膀胱术包括：肿瘤累及膀胱颈及尿道、预后较差（T4 或 N2-3 等）、尿道狭窄、术前有尿失禁、盆腔放疗或肠道手术史、一般情况较差、随访依从性差、无经济能力保障随访和并发症治疗等。同时，在选择尿流改道术式时，需充分告知原位新膀胱术相关的近期及远期并发症和围术期注意事项。

回肠远端是缝制新膀胱最常用的肠管，乙状结肠新膀胱也有少数中心开展。原位新膀胱术最常见并发症包括尿失禁、输尿管肠道吻合口狭窄和代谢紊乱等。利用肠管缝制新膀胱方法众多，W形膀胱（Hautmann Pouch）、U形膀胱、Studer膀胱（Studer Pouch）是目前使用广泛的新膀胱重建方式，有些手术细节的改良如保留部分前列腺尖部、改变新膀胱尿道吻合方式以及各种抗反流输尿管新膀胱吻合方法可能减少原位新膀胱术相关并发症，但仍需进一步验证。两项大样本研究显示，回肠原位新膀胱术后白天和夜间尿失禁发生率分别为8%~10%和20%~30%，输尿管肠管吻合口狭窄发生率为3%~18%。对行原位新膀胱术的女性患者，术前膀胱颈更需要严格评估，否则容易导致尿道肿瘤复发。

机器人辅助全膀胱切除+盆腔淋巴结清扫已经逐步得到认可，较大的肿瘤中心已在开展全腔镜下尿流改道术，但仅限于经验丰富的医生。对照研究少，现有报道，机器人辅助全腔镜下尿流改道术的手术时间比开放尿流改道术长（不论是回肠导管术还是原位新膀胱术），围术期并发症无明显差异。

D其他尿流改道术：经腹壁造口可控的尿流改道术一度非常流行，且术式繁多，但在国内应用较少。可能是该术式复杂，并发症较多，对患者的全方位素质要求高，难以普及。输尿管乙状结肠造口术将尿液与大便汇合于一个通道，虽然手术操作相对简单，但围术期感染和上尿路并发症多，容易继发输尿管肠管吻合口恶性肿瘤。

（2）尿流改道常见并发症：回肠导管术和原位新膀胱术在大的泌尿肿瘤中心3级以上并发症已少见。RC多为老人，仍需注意保温、减少出血、避免吻合口漏和肠梗阻等。

围术期常见并发症如下。

A 肠梗阻：表现为腹胀、停止排气排便。回肠导管术后肠梗阻多为低位不完全性肠梗阻，可有少量排气排便，大多经保守治疗能好转。早期肠梗阻可能增加吻合口漏风险，严重腹胀甚至会影响其他腹腔脏器的血运。除禁食、胃肠减压、抑酸、补液、促进胃肠蠕动等保守治疗，术前胃肠道准备时减少肠道应激、微创手术减少肠道术中暴露、术后早期下床活动可有效缩短胃肠道恢复时间。

B 尿漏：回肠导管术可能发生管肠道吻合口、回肠导管残端尿漏。表现为回肠导管尿液引流减少，腹盆腔引流液突然增多。早期大多无明显腹部刺激症状，通过引流液生化检查和/或导管造影能确诊。回肠导管相关尿漏保守治疗大多能成功，导管内负压吸引能持续吸走导管内尿液，有效促进瘘口愈合；保守治疗期间要加强营养，避免组织水肿，促进吻合口愈合。保守治疗失败者，可考虑内镜下输尿管置管或经皮肾造瘘，但操作较复杂，效果有待证实；必要时需行二次经腹手术修补瘘口。保留输尿管末端血供，仔细缝合及选择合适的输尿管支架管能有效减少尿漏发生。对原位新膀胱术，输尿管新膀胱吻合、新膀胱肠管缝合及其与尿道吻合口都可能发生尿漏，表现为引流液增多，有时合并腹腔感染。术中仔细缝合，术后保持新膀胱的引流通畅、合理的膀胱冲洗可预防新膀胱尿漏。

C 肠漏：回肠吻合口漏发病急，大多发生在术后2~5 天，有明显腹部刺激症状，引流液有时可见浑浊液体等。一旦发现应积极剖腹探查，避免进一步恶化。直肠瘘多为术中不经意损伤所致，往往瘘口较小，大多在术后4~8 天，肠道恢复蠕动后出现。对漏出液局限，引流通畅，无明显腹腔感染症状者，可行保守治疗；否则，应积极手术。术中保留肠管足够的血管弓，仔细吻合，能降低肠漏风险。

D 回肠导管缺血、坏死：术后发现回肠导管颜色变暗需密切观察，积极处理病因；明确导管坏死应积极手术。术中肠系膜血供选择不当、术后严重腹胀、腹壁肥厚是回肠导管缺血坏死的高危因素。

E 腹腔感染：单纯腹腔感染少见，往往继发于肠漏或尿漏。术中注意无菌原则，切开肠管避免内容物污染术野，及时更换污染器械并用大量无菌注射用水冲洗能有效降低腹腔感染风险。

F 上尿路积水：输尿管皮肤造口长期常发生输尿管造口狭窄、内陷，导致上尿路积水、感染；回肠导管术上尿路积水多发生在左侧，与左侧输尿管从乙状肠系膜后方传至右侧腹膜后有关；原位新膀胱上尿路积水因素较多，新膀胱尿潴留反流至上尿路、输尿管新膀胱吻合后狭窄是常见原因。一项 1，383 例回顾性研究表明，术前肾功正常，术后估计肾小球滤过率（eGFR）下降与采用回肠导管或新膀胱术式无关，但与年龄和吻合口狭窄相关。术中注意输尿管血供，剖开输尿管口末端，行端侧、端端吻合（回肠导管）、半乳头植入（新膀胱）时要精细操作。

G 造口旁疝：回肠导管术后因腹壁部分肌肉缺损，长期随访可见造口旁疝。其手术修补困难，重在预防。回肠导管全腹膜外化能有效减少造口旁疝发生。

众多并发症中以肠梗阻最常见，而且严重肠梗阻导致的肠管积气积液、腹胀可能影响全身多器官功能障碍，如膈肌上抬，回肠导管血运障碍，肠吻合口漏以及腹腔室隔综合征等。因此，术后肠道功能恢复需要充分重视。

总之，RC 必须包含淋巴结清扫术，尿流改道方式需据病情制定，但其类型不影响肿瘤结局。新辅助化疗是T3期及以上分期的标准治疗。RC延迟不超过3个月，否则会增加肿瘤进展风险和癌症特异性死亡。

4 膀胱保留治疗

尽管RC联合铂类为基础的新辅助化疗是非转移性肌层浸润性膀胱癌（MIBC）的标准治疗。但对不能耐受或不愿接受RC的MIBC，保留膀胱治疗是可接受的替代方案。MIBC淋巴结和远处转移比例较高，保留膀胱治疗需严格筛选，对病变位置、浸润深度、肿瘤大小、未受累的膀胱黏膜状态及患者情况（如膀胱容量、膀胱功能、伴随疾病）等整合评估，选择适当治疗模式，随后密切随访。对治疗无效和复发病变仍为MIBC，应及时行挽救性RC。

4.1 经尿道膀胱肿瘤电切术（transurethral resection of bladder tumour，TURBT）

对不适合行RC者，可选择单纯TURBT，但仅适合侵犯膀胱浅肌层、单发、肿瘤小于2cm，且二次电切无肿瘤残留者。如有原位癌、可触及肿块，或与肿瘤有关的肾积水，则提示肿瘤无法完整切除，建议行TURBT。单纯TURBT术后，约50%因复发MIBC行挽救性RC，术后疾病特异性死亡率高达47%。一项非随机2期前瞻性研究对133例MICB行最大限度TURBT

后，活检确定肿瘤基底部阴性，随访15年，30%复发为NMIBC并继续行膀胱内治疗；30%出现疾病进展且其中27例死于膀胱癌。5年、10年和15年的肿瘤特异性存活率分别为81.9%、79.5%和76.7%，PFS分别为75.5%、64.9%和57.8%。因此，对单纯TURBT患者，应行二次电切，确保无肿瘤残留。对无残留者，应密切随访，每3个月做一次膀胱镜和细胞学检查。发现复发，根据肿瘤分期决定下一步治疗方式。

4.2 外照射放疗（external beam radiotherapy，EBRT）

对能耐受RC的MIBC，TURBT术后单纯放疗不如放疗联合化疗，单纯放疗适用于因伴随疾病不能耐受RC或化疗者。有研究指出TURBT术后接受联合放化疗，中位生存为70个月，而单纯放疗仅为28.5个月。影响预后的主要因素包括肿瘤对放疗的反应、肿瘤大小、分期、肾积水、原位癌的存在和初始TURBT是否完整切除肿瘤。一项360例的多中心、随机对照研究，单纯放疗组与同步放化疗组（丝裂霉素和5-氟尿嘧啶）相比，2年DFS从54%提高到67%（P=0.01），5年OS从35%提高到48%（P=0.16）。对美国国家癌症数据库2004—2013年间的数据进行回顾性队列研究分析，发现80岁以上临床分期T2－4、N0－3、M0的膀胱癌，接受治疗性放疗（60~70 Gy，n=739）或同步放化疗（n=

630)，2年OS分别为42%和56%（P<0.001）。单独放疗不如整合治疗有效。但对不适行RC或同步放化疗者，放疗可作为一种替代疗法，并在控制出血非常有效。

4.3 化疗（chemotherapy）

单纯化疗很少产生持久的完全缓解。临床上不建议MIBC实施单纯化疗，应与TURBT联合。并应严格定期膀胱镜检查和评估，即使未发现残留病灶，也要警惕肿瘤存在可能；如发现肿瘤，则应行挽救性膀胱切除。国外一项大型回顾性研究分析1538例接受TURBT＋全身化疗，2年和5年OS分别为49%和32.9%，其中cT2期分别为52.6%和36.2%。国内学者报道26例患者采用动脉化疗后，实施TURBT+膀胱灌注化疗方式保留膀胱。随访31.9个月，92.9%的肿瘤缩小，89.3%患者保留膀胱。5年DFS和OS分别为44%和62%。虽然这些数据表明一部分患者可以实现保留膀胱的长期存活状态，但不建议常规使用。

4.4 TURBT联合同步放化疗（trimodal therapy，TMT）

最大限度经尿道膀胱肿瘤切除（maximal TURBT）联合同步放化疗的TMT方案，是在不影响肿瘤预后前提下保护膀胱功能和生活质量，也是目前研究最多的保膀胱治疗方案。至今虽无前瞻性随机对照研究结果，但多个大型回顾性系列研究和前瞻性临床研究证明，严格挑选患者，TMT可获与根治术相当的预后。术后5年OS从40.2%到58%不等，与RC术后5年OS（49%~57%）相近。

美国麻省总院单中心回顾性研究1986—2013年475例cT2-4aMIBC接受TMT治疗。中位随访7.2年，5年和10年DFS为66%和59%，OS为57%和39%，78%的T2获CR。对比早年（1986—1995年）和近期（2005—2013年）的临床CR率，从66%提高到88%，5年DFS率从60%提高到84%，5年挽救性膀胱切除率从42%降低到16%。

美国RTOG一项荟萃分析汇总1988—2007年的6项研究，共486例在TURBT后接受同步放化疗。尽管方案有很大差异，但CR达69%。平均随访7.8年，5年和10年OS、疾病特异性生存率、局部复发率分别为57%和36%，71%和65%，43%和48%。

德国单中心大样本回顾性研究对1982—2002年415例高危T1（n=89）或MIBC（n=326）行TURBT术后放疗加（n=289）或不加（n=126）化疗。72%实现临床CR。中位随访为60个月，10年局部控制率为64%，5年和10年DFS为56%和42%，OS为51%和31%。

单中心倾向评分匹配分析MIBC行RC和TMT治疗，平均随访4.5年，两组5年DFS分别为73.2%和76.6%（P=0.49）。一项荟萃分析汇总8个中心9554例患者，发现在OS（P=0.778），DFS（P=0.905）或PFS（P=0.639）TMT与RC没有差异。

国内多项研究证实TMT在保膀胱治疗中的安全性和有效性。一项107例MIBC实施TMT保留膀胱治疗36例，RC术71例，2年PFS两组间无明显差异，但T2患者保留膀胱的疗效明显优于T3和T4a患者。建议TURBT术后1周应尽早开始化疗。另一项比较28例接受TMT治疗与45例接受RC治疗的MIBC。中位随访37.8个月，两组生存相近：DFS为78.6%和82.2%，OS为64.3%和66.7%。但生活质量TMT组优于RC组。

一项日本前瞻性研究提出在TMT基础上行巩固性膀胱部分切除术及盆腔淋巴结清扫的四联模式。共评估154名接受过四联模式的患者，其中125例（81%）MIBC为CR（MRI，尿细胞学，膀胱镜检查，二次电切），有107例随后接受了巩固性膀胱部分切除术，术后96例（90%）为pT0。其5年OS为91%，复发率仅为4%，同时保留了良好的膀胱功能。尽管结果令人鼓舞，但还需更大规模临床研究评估。

4.5 新辅助化疗（Neoadjuvant chemothera-py，NAC）联合TMT

以顺铂为基础的NAC在RC中是1类证据支持。但在已有临床研究中，TMT前先行NAC的几个前瞻性临床研究，在局控率或OS上结果并不一致，这一策略存在争议。RTOG89-03是首个NAC联合放化疗行保膀胱治疗的3期临床研究。在放化疗前随机接受或不接受两个周期的CMV（顺铂，甲氨蝶呤和长春碱）治疗。研究中由于严重中性粒细胞减少和败血症，被提前终止者较多。只有67%完成了规定的治疗方案。两组间5年OS无统计学差异（48%和49%）。尽管有近60%为T3-T4a疾病，但在长期随访中未见任何临床获益。

BA06 3期临床研究，共976例随机接受3个周期新辅助CMV联合RC/放疗，或仅接受RC/放疗。随访8年，NAC组显示6%的生存优势（P=0.037）。但无论接受RC或放疗，NAC都有相同获益。且未显示放疗前化疗对局部DFS的改善（P=0.417）。

有两个英国大型随机3期临床研究（BC2001和BCON），评估MIBC放疗时增加同步化疗的效果。360例中117例（33%）接受了以铂类为主的NAC，并随机联合同步放化疗（48%，采用5-氟尿嘧啶和丝裂霉素）和单独放疗（52%），以评估NAC治疗优势。经中位110个月随访，NAC联合同步放化疗未改善肿瘤的局部控制（P=0.18）和OS（P=0.8）。

英国一项SPARE的随机多中心研究，旨在对比NAC后进行RC或选择性TMT治疗的预后。但入组太慢（30个月仅随机45例），以及医患对治疗的强烈偏好，明显影响了治疗分配的随机化，最终因无法得出确切结论而告停。

4.6 免疫治疗在保膀胱中的应用

2018年，度伐利尤单抗（durvalumab）首次在AS-CO行联合放疗的1b期DUART，验证安全性。随后又报道2期临床研究，结果显示度伐利尤单抗辅助治疗后的疾病控制率为70%，1年OS为83.8%，2年PFS为76.8%，尚未达到中位OS，而且与肿瘤的PD-L1表达无关。由于在淋巴结阳性患者中也观察到同样疗效，针对其开展的2期临床研究EA8185也已在同步进行中。

2021年ASCO连续报道三项关于ICIs联合放化疗的保膀胱治疗研究：①HCRN GU 16-257是一项应用吉西他滨加顺铂化疗（GC）+纳武利尤单抗（nivolumab）+选择性保膀胱的2期研究；②帕博利珠单抗（pembrolizumab）联合吉西他滨化疗以及同步大分割放疗的多中心2期研究，即在TMT基础上联合免疫治疗；③IMMU-NOPRESERVE-SOGUG是一项应用PD-L1/CTLA-4双免疫治疗（度伐利尤单抗+tremelimumab）联合同步放疗的2期研究。这些研究均纳入了临床分期T2-4aN0M0的拒绝或不耐受RC的MIBC，治疗后的临床CR率分别为48%，80%和81%。提示保膀胱治疗策略正转向多种手段联合的整合治疗模式。在最大限度TURBT基础上整合免疫、化疗、放疗、甚至双免疫治疗，旨在患者可耐受的程度上最大获益。不过，这几项研究均为单臂小样本探索，尚未得出确切结论。

4.7 膀胱保留患者的选择和随访

保留膀胱的治疗模式可作为 RC 替代选择之一，特别对不适合 RC 或强烈要求保留膀胱的 MIBC。由于其潜在进展风险，必须严格把握指征。常用于体积较小的孤立性肿瘤、淋巴结阴性、无广泛或多灶性 CIS、无肿瘤相关肾盂积水及治疗前膀胱功能良好者。对适合 RC 但有肾积水者不适合此种疗法。

严格把握适应证，并与患者充分沟通此选择的优缺点，慎重决定。患者随访依从性好才能取得较好疗效。即使对保留膀胱的整合治疗表现出良好的临床和病理反应，也要明确其依然有潜在复发风险。长期、规律、严密的以膀胱镜、尿细胞学、影像学等检查为基础的随访十分必要。对复发患者应据情采取更为积极的治疗措施：①复发为 NMIBC 者，可行 TURBT 联合 BCG 治疗；②复发为 MIBC 者，及时行挽救性膀胱切除术；③远处转移者，采取全身系统治疗（表 2-4-12）。

表 2-4-12　MIBC 膀胱保留治疗推荐意见

MIBC 膀胱保留治疗推荐意见	推荐等级
对于考虑行保膀胱治疗的 MIBC 患者，不要单独选择 TURBT、放疗或化疗作为唯一治疗方式，因为大多数患者将不会受益。	强

MIBC膀胱保留治疗推荐意见	推荐等级
相比于单一治疗措施，联合治疗，尤其是最大限度TURBT联合同步放化疗的TMT模式保留膀胱更为有效。	强
对不适合行根治性手术或希望保留膀胱的MIBC，进行严格筛选（体积较小的孤立性肿瘤、淋巴结阴性、无广泛或多灶性CIS、无肿瘤相关肾盂积水以及治疗前膀胱功能良好），告知并选择依从性好者进行保留膀胱的综合治疗，随后进行长期、规律、严密的随访。	强
新辅助化疗联合TMT的策略仍然存在争议。	中
联合免疫治疗的保膀胱模式仍在探索中，目前仅适用于前瞻性的临床研究。	弱

5 辅助治疗

5.1 辅助化疗

目前尚无招募完全，检验效能足够的临床随机对照研究评估辅助化疗，但新辅助化疗仍是肌层浸润性膀胱UC的首选。已有临床随机试验、meta分析和观察性研究表明，对行RC而未接受新辅助化疗的高危型患者，应考虑辅助化疗。临床上辅助治疗的高危适应证包括肿瘤侵犯肌层以外（pT3/pT4）和/或术后病理证实局部淋巴结阳性，但无临床检测到的转移瘤。

EORTC 30994是目前评估辅助化疗最大型的临床试验，随机分组接受4周期即刻化疗（膀胱切除术后90日内开始）或观察，观察组复发后行6周期化疗

（延期化疗）。原计划纳入660例，因进展太慢，在对284例行随机分组后停止了招募，中位随访7年。结果显示：与术后即刻化疗相比延迟化疗显著改善5年DFS（47.6% vs. 31.8%；HR 0.54；95% CI 0.40~0.73，P<0.0001）；但5年OS无统计学差异。探索性分析发现术后病理淋巴结阴性者，OS显著改善（79.5% vs. 59.0%）。因而支持术后辅助化疗，但因招募不足，影响了检验效能。即刻化疗改善了淋巴结阴性的OS，但对淋巴结阳性的OS无影响。出现此结果，可能与手术因素（如淋巴结清扫范围）和化疗周期数有关。

目前最详细的meta分析纳入9项945例随机试验数据（不包括EORTC 30994），提示辅助化疗能改善OS及DFS，且淋巴结转移者DFS获益更明显。但该分析所有试验纳入患者均不到100例，且都提前结束。试验还包含两项规模更大的未发表的随机试验，而后者的结果却相互矛盾。已发表的EORTC 30994研究结合自身数据纳入该meta分析的最新数据，结果发现，与延期化疗相比，辅助化疗可改善OS（HR 0.77，95% CI 0.65~0.91）。

2016年一项回顾性研究纳入未接受新辅助化疗和任何膀胱放疗的5653例数据，近7年随访发现，辅助化疗组5年OS比观察组高（37.0% vs 29.1%；HR 0.72；95% CI 0.67~0.78）。结果与更早期一项3 947例的研究结果类似，表明辅助化疗与OS改善独立相关，尤其是疾病进展风险最高者。近期一项15 397例分析辅助化疗在不同膀胱癌病理类型中反应的回顾性研究，发现辅助化疗也可改善膀胱UC的OS，但在UC合并变异成分或非UC中未见明显获益。值得注意的是，回顾性研究分组患者基本特征有很大差异，即使通过倾向匹配评分等统计学处理，亦不可忽视病例选择偏倚。

尽管证据不够充分，但辅助化疗用于未接受新辅助化疗的高危型膀胱UC的作用仍被大多数研究肯定。基于术后准确的病理分期，可避免对低危患者的过度治疗，且不会延误确切的RC时间。但辅助化疗同样难以评估肿瘤体内的化疗敏感性，也同样可能存在过度治疗；同时，约30%患者在RC后出现并发症，因而无法接受辅助化疗。UC主要发生于年龄较大者，而肾功能不全和全身合并疾病随年龄增长而增多，进一步限制了辅助治疗应用。所以应在RC前充分告知患者新辅助化疗和辅助化疗的各自益处及其证据的相对局限性。

早期研究评估体能状态对基于铂类联合化疗治疗结局的影响，发现70岁以上，体能状态评分≥2接受基于顺铂联合化疗出现毒副反应的可能性升高，死亡风险亦显著增加（HR 2.5）。该类患者建议不予辅助化疗，包括单药治疗或基于卡铂的联合化疗。如下患者可考虑筛选适宜辅助化疗。

（1）WHO/美国（ECOG）的体能状态评分<2或Karnofsky体能状态评分>70。

（2）肌酐清除率≥60mL/min。

（3）无听力损失的证据。

（4）周围神经病分级不超过1级。

（5）无充血性心力衰竭的表现。

术后病理提示高危且未行新辅助化疗者推荐尽快行基于顺铂的辅助化疗。但要选择适当时间，必须充分考虑术后恢复情况及其他临床因素，常为术后6~8周开始。基于EORTC 30994研究结果不建议推迟到术后90天后。基于顺铂的整合化疗对阻止转移有疗效，需行辅助化疗者推荐3~4个周期的GC，或MVAC或剂量密集型MVAC（ddMVAC），部分也可考虑PCG方案（紫杉醇+顺铂+吉西他滨）。目前有限数据显示顺铂单药、卡铂方案以及不含铂类的方案作为顺铂不耐受的辅助化疗替代方案均无明显疗效。因此对不耐受顺铂整合化疗者，建议观察或参加临床试验，免疫检查点抑制剂的应用仍在评估中。

5.2　辅助免疫治疗

免疫检查点抑制剂尤其是直接针对PD-1、程序性PD-L1和CTLA-4的免疫调节药物治疗UC的疗效逐步得到临床证实。近年国内研发的替雷利珠单抗和特瑞普利单抗注射液已被CFDA批准用于治疗UC。目前免疫治疗的适应证主要是无法切除和/或远处转移UC的二线治疗及不适合铂类化疗的PD-L1阳性的一线治疗。

目前有3项Ⅲ期临床随机研究分别评估阿替珠单抗（atezolizumab）、纳武单抗（nivolumab）及派姆单抗（pembrolizumab，NCT03244384）单药和观察组做比较辅助治疗高危UC。阿替珠单抗并未获得预期的主要终点（DFS获益）。而纳武单抗在意向性治疗人群和PD-L1表达≥1%的人群中与观察组相比均获得了更长DFS。值得注意的是，该研究纳入了术前已行新辅助化疗的患者，而新辅助化疗对辅助免疫治疗的疗效影响并未进一步分析，同时次要终点中的OS亦未披露。目前，美国FDA已批准纳武单抗作为辅助疗法，治疗接受切除术后，具有高复发风险的UC。辅助免疫治疗很有前景，但目前还处于临床探索阶段（表2-4-13）。

表2-4-13 MIBC辅助治疗推荐意见

MIBC辅助治疗推荐意见	推荐等级
对未行新辅助化疗的pT3/4和/或淋巴结阳性的膀胱UC患者，身体状况允许情况下推荐基于顺铂的联合辅助化疗	强

MIBC辅助治疗推荐意见	推荐等级
术后恢复后尽快开始辅助化疗，通常为术后6-8周，不迟于术后3个月	弱
免疫检查点抑制剂辅助免疫治疗目前在临床试验阶段，条件允许建议参加	强

6 肌层浸润性膀胱癌术后随访

膀胱癌接受RC和尿流改道术后必须进行终身定期随访，随访重点包括肿瘤局部、远处及尿路上皮复发和与尿流改道相关的并发症和功能检测。

局部复发指肿瘤发生在原手术部位的软组织或淋巴结。RC后有5%~15%的盆腔复发率，通常发生在术后24个月内，最常在术后6~18个月，晚期复发可到RC术后5年。局部复发的危险因素包括病理分期、淋巴结数量、切缘阳性、淋巴结清扫范围和围术期化疗。盆腔复发后，预后通常很差，即使治疗，中位生存期也只4~8个月。针对性治疗可延长生存期，且多能显著缓解症状。

高达50%的肌层浸润性膀胱癌在接受RC后出现远处复发。与局部复发一样，病理分期和淋巴结受累是危险因素。远处复发在局部晚期（pT3/4）的发生率为32%~62%，在淋巴结受累的发生率为52%至70%。

远处复发最常见部位是淋巴结、肺、肝和骨。约90%远处复发出现在RC术后前3年内，主要在前2年，有术后10年才复发的报道。疾病出现进展接受铂类化疗的中位生存期为9~26个月。此外，有报道微小转移性疾病，接受包括转移灶切除术在内的多模式治疗能获更长生存期（5年生存率为28%~33%）。

RC术后，尿道肿瘤复发率为4.4%（1.3%~13.7%），危险因素包括肿瘤累及前列腺部尿道或前列腺，以及女性膀胱颈部尿道。大约4%~10%会发生上尿路尿路上皮（UTUC）复发，其中有60%~67%死于转移性疾病，中位OS为10~55个月。

肿瘤复发通过定期影像学检查很易发现，但检查间隔时间仍存争论。有学者推荐pT1期肿瘤每年进行一次体检、血液生化、超声（包括肝、上尿路、腹膜后等）及肺和盆腔CT；pT2期肿瘤6个月进行1次上述检查；而pT3期肿瘤每3个月进行1次。术后2~3年后若病情稳定可改为每年检查1次。原位新膀胱需同时定期行膀胱镜检查，RC术后出现尿道溢血需行尿道镜检查。伴有原位癌、输尿管或尿道切缘阳性的上尿路及尿道复发风险增加。尿细胞学和肿瘤标志物检查有助于泌尿系统腔内复发的诊断。需要特别指出的是，上尿路影像学检查对排除输尿管狭窄和上尿路肿瘤有价值，上尿路肿瘤虽不常见，但一旦发现常需手术治疗。

RC术后尿流改道随访应包括手术相关并发症：输尿管狭窄或反流、贮尿囊尿潴留、造口旁疝、泌尿系感染、结石、尿失禁、相关代谢问题（如维生素B_{12}缺乏致贫血和外周神经病变、水电解质酸碱平衡紊乱）及有否肿瘤复发转移等（表2-4-14）。

表2-4-14 MIBC术后随访推荐意见

MIBC术后随访推荐意见	推荐等级
膀胱癌患者接受RC和尿流改道术后必须进行终身定期随访	强
随访重点包括肿瘤局部、远处及尿路上皮复发和与尿流改道相关的并发症和功能检测	强
检查包括体格检查、血液生化检查、超声（包括肝、上尿路、腹膜后等）和肺和盆腔CT，原位新膀胱的患者需同时定期进行膀胱镜检查。	强

— 第五章 —

上尿路上皮癌的治疗及随访

第一节 UTUC 的外科治疗

根据有否远处转移将 UTUC 分为转移和无转移 UTUC。无转移的外科治疗包括保留肾手术如内镜下治疗、输尿管切除术等，开放性根治性肾输尿管切除术，微创根治性肾输尿管切除术，也可联合淋巴结清扫术。有转移的外科治疗包括根治性肾输尿管切除术及转移灶切除术。

1 无转移的 UTUC

1.1 保留肾脏手术

对低风险 UTUC，保留肾手术可降低根治性手术相关并发症的发病率（如肾功丧失），且不影响肿瘤预后，故为首选方法，其生存率接近根治性肾输尿管切除术。因此，无论对侧肾脏如何，所有低风险病例都应考虑保留肾手术。对严重肾功不全或孤立肾的高风险患者在充分评估后也可考虑此选择。肾移植术后及透析状态的UTUC不推荐此类手术。国内研究提出肿瘤预后，部分输尿管切除术并不亚于根治性肾输尿管切除术，且可更好地保留肾功能。

（1）内镜下治疗：对临床上低风险患者应考虑内镜下切除。输尿管和部分肾盂内肿瘤可选用输尿管镜，而肾盂和上段输尿管内较大肿瘤或输尿管镜难及的病灶可选经皮肾镜术。两者也可联用。输尿管镜术推荐采用激光技术处理病灶。比较UTUC接受光纤和数字输尿管镜保留肾手术的肿瘤预后，数字输尿管镜无任何优势，并发症发生率接近，光纤输尿管镜更多用于诊断，数字输尿管镜可用于诊断和治疗。另外，输尿管软镜在肾盂肾盏肿瘤治疗中有一定优势。患者应早期复查输尿管镜并严格监测及随访，手术应将肿瘤完全切除或破坏。由于影像学和病理活检在肿瘤风险分层和生物学方面有局限性，因此内镜治疗仍存疾病进展风险。

肾盂低风险UTUC可考虑皮肾镜治疗。后者也可用于输尿管软镜难及的肾下盏低风险肿瘤。经皮肾镜对尿流改道术后的UTUC具一定优势，但可能会有肿瘤沿穿刺道种植风险。肿瘤切除后，需留置肾造瘘管以便再次经肾镜随访观察肿瘤是否彻底切除以及术后辅助灌注治疗，同时留置双J管引流。如有肿瘤残余则行电切或激光切除。由于输尿管镜改良后的应用，如内镜远端偏转等，经皮肾镜已较少用于临床。其并发症发生率比输尿管镜高。

（2）输尿管切除术：对低风险或需保留肾脏的高风险UTUC可考虑输尿管切除术。宽切缘节段输尿管切除术可为分期和分级提供足够病理标本，同时保留同侧肾脏。节段输尿管切除术可联合淋巴结清扫术。对输尿管远端的低风险肿瘤，可行远端输尿管切除加输尿管膀胱再植；对输尿管中上段低风险肿瘤，可行节段性输尿管切除加输尿管端端吻合；对多病灶低风险肿瘤，可行长段输尿管切除加肾造瘘术或输尿管皮肤造口术或回肠代输尿管术。此外也有报道行自体肾移植术。不论哪种术式，输尿管切除均可在开放、腹腔镜辅助及机器人辅助下完成。输尿管近端2/3节段切除术失败率高于远端输尿管。输尿管远端切除术加输尿管膀胱吻合术适于内镜下无法完全切除的输尿管远端低风险肿瘤，以及需要保留肾功能的高风险肿瘤。全输尿管切除术加回肠代输尿管术在技术上可行，但只在必须保留肾脏且肿瘤风险低的特定情况下才选择。输尿管部分切除术与根治性切除术预后相当，生存率与肿瘤分期和分级相关。

1.2 根治性肾输尿管切除术

UC易沿尿路上皮播散，完整切除从肾盂到膀胱入口，包括肾、输尿管及其在膀胱出口的尿路上皮才能达到最好疗效。多病灶无转移 UTUC 也应考虑根治性肾输尿管切除术。切除同侧肾上腺对预后有否影响证据很少，肿瘤局限于肾盂且未发生肾上腺转移时，无须常规切除肾上腺。

（1）开放根治性肾输尿管切除术：开放根治性肾输尿管切除术和膀胱袖口状切除术是高风险 UTUC 传统的标准治疗，无论肿瘤位于何处。手术原则为防止肿瘤播散。

（2）微创根治性肾输尿管切除术：气腹下手术发生腹膜后转移播散和沿穿刺道转移的报道很少。以下措施可降低其风险：①避免进入尿路；②避免设备与肿瘤直接接触；③在封闭系统中完成手术。避免粉碎肿瘤，可用内袋将肿瘤取出；④肾脏和输尿管须连同部分膀胱一并切除；⑤侵袭性或大肿瘤（如 T3/T4 和或 N+/M+）是腹腔镜下肾输尿管切除术的禁忌证，预后比开放性手术差。有经验术者施行该术安全，预后可与开放性手术相似。

国内有耻骨上辅助单孔腹腔镜下上尿路切除术和经脐腹腔镜输尿管肾切除术报道。经腹腔入路与经腹膜后入路对预后无明显差异。国内研究报道腹膜联合经腹腔镜肾输尿管切除术，此法整合后腹膜入路和经腹膜入路的优点，是一种更微创、简化和有效术式。优点是手术时间短，失血少，恢复快，侵袭小，效果可能更好。但需更大样本和更长随访时间证实。三十年间的研究发现，机器人辅助腹腔镜与其他术式的预后相同。

（3）膀胱袖状切除术：切除远端输尿管及其开口，可降低肿瘤复发风险。BCE可通过开放式、内窥镜、腹腔镜或机器人完成。用腹腔镜行BCE可减少手术时间和避免进入远端输尿管的泌尿系统，有几种处理输尿管膀胱壁内端的技术，包括套叠内翻术、拔除术、剥离术、经尿道输尿管壁内切除术等，但都未被视同膀胱袖状切除术。内镜方法膀胱内肿瘤复发率更高，不过上述各种方法总体存活率和癌症特异性存活率相同。国内研究报道，在处理输尿管末端时，完全后腹腔镜下肾输尿管切除及膀胱袖状切除术的手术时间短，术中安全，疗效确切。且并发症发生率低。国内还有比较膀胱内切口、膀胱外切口和经尿道膀胱切口三种术式，发现膀胱内切口与肿瘤预后改善相关，但病例数有限，需增加数据证实。

（4）淋巴结清扫术：LND不仅改善预后，还有助肿瘤分期以指导术后辅助治疗。有报道提示肾盂及输尿管上段肿瘤应清扫同侧肾门淋巴结、主动脉旁淋巴结和腔静脉旁淋巴结，输尿管下段肿瘤应清扫同侧髂血管淋巴结。模板淋巴结清扫术可能比清除淋巴结数量有更大影响。可改善有肌肉侵袭患者的相关生存率，降低局部复发的风险，但有待前瞻性研究确定具体适应证和清扫范围。有研究证实在UTUC发生肌层浸润者有较高淋巴结转移率，因此对此类患者可能更大获益。即使临床和病理淋巴结转移阴性中，LND也能提高生存率。淋巴结转移风险随肿瘤分期的增加而增加。TaT1 UTUC发生淋巴结转移风险低，没必要行淋巴结清扫，然而，术前肿瘤分期常不准确，因此，应为所有计划接受RNU者行基于模板的LND。

2 转移的UTUC

2.1 根治性肾输尿管切除术

最近几项观察性研究探索RNU在转移性UTUC治疗作用。虽证据非常有限，但选定患者的癌症特异性和OS均获益，特别适合接受顺铂化疗的患者。需注意，这些益处可能仅限于单处转移者。且对RNU治疗转移性UTUC的观察性研究存在较高偏倚风险，因此其适应证主要应为需姑息性手术，以控制症状者。

2.2 转移灶切除术

对晚期UTUC是否行转移灶切除术尚无研究。但对UTUC和膀胱癌患有几篇报道，切除转移灶安全且对生存期超过6个月者有益。这在近期最大研究中得到证实。尽管如此，在缺乏随机对照试验数据下，应在个例基础上进行评估，与患者共同决定是否行转移性切除术（表2-5-1）。

表2-5-1　UTUC手术治疗推荐意见

UTUC手术治疗推荐意见	推荐等级
保留肾脏治疗作为低风险患者的主要治疗选择。	强
作为局限在输尿管远端高风险患者提供保留肾脏的治疗（输尿管远端切除术）	弱
如果不影响患者的生存，为孤立肾和/或肾功能受损者提供保留肾脏的治疗。这一决定必须在与患者协商的基础上做出。	强
高风险非转移性UTUC行根治性肾输尿管切除术（RNU）	强
对非器官限制的UTUC行开放性RNU	弱
膀胱袖口状切除术要求完整切除	强
对肌肉浸润性UTUC实施规范的淋巴结清除术	强
对可切除局部晚期肿瘤，提供根治性肾输尿管切除术作为姑息性治疗。	弱

第二节　UTUC的新辅助治疗及术后辅助治疗

UTUC与膀胱癌均属UC，但基因突变谱有不同，因此肌层浸润性膀胱癌围术期治疗方案可能不适合UTUC。UTUC围术期治疗主要包括新辅助治疗、辅助治疗及膀胱腔内灌注化疗。新辅助治疗及辅助治疗不仅限于化疗，也包括放疗、靶向治疗、免疫治疗及最新抗体偶联药物治疗或这些疗法的整合方案。

1 UTUC 新辅助治疗

新辅助治疗指在术前进行的系列治疗。对 UTUC 术前治疗主要为化疗，近年还有以免疫治疗为核心的治疗方案。新辅助治疗主要目的是使肿瘤缩小，肿瘤降期，清除微转移，降低复发率和转移率，延长生存时间并提高生存质量。

1.1 新辅助化疗

目前，UTUC 辅助化疗主要为以顺铂为基础的方案，包括 GC（吉西他滨+顺铂）和 MVAC（氨甲蝶呤+长春花碱+多柔比星+顺铂）方案。顺铂对肾功有影响，部分患者术后无法行以顺铂为基础的化疗，故新辅助化疗可供选择。

近期荟萃分析认为新辅助化疗有肿瘤降期及疾病特异性生存增进作用。目前尚无随机对照试验，MD Anderson 肿瘤中心一项回顾性分析 2004—2008 年 43 例接受新辅助化疗+RNU，对照组为 107 例 1993—2004 年只接受 RNU，结果显示新辅助化疗病理分期在 T2、T3 及以上病理降基因发生率较仅手术组显著降低（pT2，65.4% vs. 48.8%；P = .043；pT3 或以及，47.7% vs. 27.9%；P = .029），且有 14% 获得病理完全缓解。Johns Hopkins 医院另一项回顾性研究纳入 2003—2017 年高级别 UTUC，新辅助化疗+RNU 32 例，仅行 RNU 208 例，结果显示，新辅助化疗+RNU 组达到了病理降期的目标，其 pT2 及以上的比例（37.5%）明显低于仅行 RUN 组（59.6%），有显著性差异（P=0.02），其中 9.4% 达到了病理完全缓解。我国 UTUC，部分伴有马兜铃酸肾病，行 RNU 后合并肾功能不全可能性较大，对这类患者实施新辅助化疗更具可行性。

1.2 新辅助免疫单药治疗

近年，免疫检查点抑制剂相继研发并获批用于临床，已在多种晚期不能切除肿瘤中显示强大抗瘤活性，2016 年美国 FDA 批准了首个用于 UTUC 的免疫治疗药物。目前，Atezolizumab 和 Pembrolizumab 已作为一线药物用于不宜采用顺铂化疗的转移性 UTUC 治疗；已有 5 种 PD-1/PD-L1 类药物获 FDA 批准作为治疗局部晚期或转移性 UTUC 铂类化疗失败后的二线药物。国产 PD-1 抑制剂替雷利珠单抗和特瑞普利单抗于2020 年和 2021 年获批晚期 UTUC 适应证。

PURE-02 报道 2018~2020 年 10 例高危 UTUC 在 RNU 前应用 Pembrolizumab 的可行性研究结果。9 例完成新辅助治疗，1 例死于免疫相关不良事件。1 例（14.3%）达到影像学 CR 并拒绝接受 RNU。2 例（20%）在 RNU 前出现疾病进展并接受后续化疗。总体而言，7 例接受 RNU：1 例（14.3%）达到 ypT1N0，其余为无反应者。结论显示对高风险 UTUC，新辅助单药 Pembrolizumab不是有前景的治疗策略。目前有两项新辅助单药免疫治疗临床试验在进行中，上海仁济医院正进行一项新辅助替雷利珠单抗在局部晚期UTUC中的疗效和安全性的单臂Ⅱ期临床试验（NCT04672330）结果待公布。

1.3　新辅助双免疫联合治疗

双免疫联合治疗常为CTLA-4和PD-L两种抑制剂的整合，有在提高免疫治疗活性和pCR率，降低复发和死亡风险，也防潜在毒性延迟手术，目前未见结果报道，M.D. Anderson肿瘤中心正进行PD-L1抗体整合CTLA-4抗体对不宜顺铂新辅助化疗的肌层浸润性高危UC的Ⅰ期试验研究（NCT02812420）。

1.4　新辅助免疫联合化疗

ICIs与化疗整合旨在提高两种治疗对UC的疗效，通过协同作用扩大受益者范围。化疗改变肿瘤微环境，一是增加淋巴细胞、髓系细胞和$CD8^+T$细胞向肿瘤浸润，二是减少调节性T细胞和髓系抑制细胞向肿瘤浸润。此外，化疗诱导免疫细胞死亡，通过MHC-I增加肿瘤抗原呈递。在非小细胞肺癌，以顺铂为基础的化疗整合ICIs已成为标准治疗方案。目前尚无结果发表，正在进行的如表2-5-2所示。

表 2-5-2 新辅助免疫联合化疗

药物	人数	研究设计	主要终点	试验ID	用药方式
替雷利珠单抗联合 GC	20	II期	pCR率	NCT04672317	静脉
特瑞普利单抗联合 GC	34	II期	pCR率	NCT04099589	静脉
Durvalumab联合 GC	99	II期	pCR率	NCT04617756	静脉
Durvalumab联合 MVAC	249	III期	EFS,pCR率	NCT04628767	静脉

1.5 新辅助靶向治疗

Infigratinib 是一种有效的选择性成纤维细胞生长因子受体（FGFR）1-3 抑制剂，在具有 FGFR3 改变的转移性 UC 中具有显著活性。目前 M.D. Anderson 肿瘤中心正在进行新辅助 Infigratinib 在 UTUC 中的耐受性和活性的 I 期试验（NCT04228042）（表2-5-3）。

表 2-5-3 UTUC 新辅助治疗推荐意见

UTUC新辅助治疗推荐意见	推荐等级
若肾功能耐受，对进展期可行以铂类为基础的新辅助化疗	中
新辅助免疫单药治疗目前仅在临床试验应用	弱
新辅助免疫联合化疗目前仅在临床试验应用	弱
新辅助靶向治疗目前仅在临床试验应用	弱

2 UTUC 术后辅助治疗

辅助治疗通常是术后给予的附加治疗，以消灭体内残余瘤细胞，降低肿瘤复发或向他处播散。UTUC辅助治疗主要包括化疗、免疫治疗或分子靶向治疗。

2.1 辅助化疗

目前，UTUC术后辅助化疗分为两类：即膀胱内灌注化疗，和系统性化疗。

（1）膀胱内灌注治疗：UTUC在RNU后膀胱复发率为22%~47%，术后预防性膀胱灌注化疗可有效降低膀胱癌发生率。药物用量和方法类似于非肌层浸润性膀胱癌的术后灌注化疗，优先选择吡柔比星或丝裂霉素C等，一般在术后一周内进行，多次灌注的证据不多，有研究发现6~8次预防性膀胱灌注，有可能进一步降低膀胱癌复发风险。两项前瞻性随机试验和一项荟萃分析表明，术后2~10天单剂量膀胱内化疗（丝裂霉素C和吡柔比星）可降低RNU后最初几年内膀胱肿瘤的复发风险。现有研究发现吉西他滨灌注能有效预防膀胱癌复发，特别是成本较低和局部毒性作用较少，不良反应仅与安慰剂相似。因此也有选择吉西他滨作术后膀胱灌注（表2-5-4）。

表2-5-4　辅助膀胱灌注化疗

药物	人数	研究设计	主要终点	试验ID	用药方式
表阿霉素或吡柔比星	200	II期	膀胱内复发	NCT02547350	膀胱灌注
吉西他滨	134	II期	2y-DFS	NCT03062059	膀胱灌注

药物	人数	研究设计	主要终点	试验ID	用药方式
MMC	29	II期	1y-复发率	NCT03658304	膀胱灌注
UGN-101（MMC）	71	III期	CR	NCT02793128	膀胱灌注

（2）系统性化疗：目前膀胱UC的辅助化疗药物大多以铂类为基础，常用化疗方案有甲氨蝶呤+长春新碱+多柔比星+顺铂（MVAC）和吉西他滨+顺铂（GC）两种方案。MVAC是UC的传统标准化疗方案，其明显毒副作用限制了临床应用，GC相比MVAC，治疗UC有效率相似，但毒副作用明显降低，因此逐渐取代MVAC方案，为膀胱UC辅助化疗提供了新选择。

一项吉西他滨-铂类整合化疗三期前瞻性随机试验（n = 261）在RNU后局部晚期UTUC PFS有显著改善后90天内开始。此外，近期Lancet发表的POUT研究Ⅲ期结果显示，局部进展型UTUC在半系切除术后90天内，行辅助GC化疗，可显著延长DFS，以DFS为主要研究终点，平均随访时间30.3个月（IQR：18~47.5）。结果显示，辅助化疗组DFS获显著改善（HR=0.45；95%CI：0.3~0.68）。此外，辅助化疗组和监测组3年DFS分别为71%（95%CI：61~78）和46%（95%CI：36~56），辅助化疗组提高3年DFS 25%（95%CI：11~38）。因此，在UTUC半系术后90天内开始4周期辅助铂类化疗应视为这类患者的标准治疗（表2-5-5）。

表2-5-5 辅助静脉化疗

药物	人数	研究设计	主要终点	试验ID	用药方式
吉西他滨	90	II期	RFS	NCT04398368	静脉
GC 或 GCarbo	261	III期	DFS	NCT01993979	静脉

2.2 辅助免疫治疗

近年，免疫检查点抑制剂相继研发并获批用于临床，在UTUC的辅助治疗中也有一些临床试验。一项119例的 IMvigor 210（队列1）单臂 II 期多中心临床试验，采用 Atezolizumab 一线治疗不适合铂类化疗的转移性UC。23%（27/119）ORR，9.4%获CR。PFS仅为2.7个月，与传统化疗比获益不明显；但中位 OS15.9个月，较传统化疗明显改善（表2-5-6）。

表2-5-6 辅助免疫治疗

药物	人数	研究设计	主要终点	试验ID	用药方式
Nivolumab	700	III期	DFS	NCT02632409	静脉
Pembrolizumab	739	III期	OS、DFS	NCT03244384	静脉

2.3 辅助靶向治疗

Infigratinib 是一种有效的选择性成纤维细胞生长因子受体（FGFR）1-3抑制剂，对有 FGFR3 突变的转移性UC有显著活性。一项对 UTUC 术后辅助 Infigratinib 观察 DFS 的 III 期临床试验（NCT04197986）正在进行。

2.4　辅助放疗

辅助放疗用于控制术后局部疾病。数据不足以得出结论，附加价值待总结（表2-5-7）。

表2-5-7　UTUC术后辅助治疗推荐意见

UTUC术后辅助治疗推荐意见	推荐等级
低危UTUC患者，术后给予单次膀胱灌注化疗	强
I期（pT1N0M0）患者，术后采取随访观察	强
II~IV期（pT2-4N+M0）患者术后采用GC方案系统辅助化疗	强
辅助免疫治疗目前仅在临床试验中应用	弱
辅助靶向治疗目前仅在临床试验中应用	弱

第三节　UTUC的放疗

1　放疗意义

对UTUC根治术后辅助放疗的作用尚无前瞻性随机对照研究，行肾输尿管根治性切除术后复发率高，尤其是高分级和位置深的肿瘤。德克萨斯西南医学中心总结了252例UC根治术后，局部复发仅为9%，但新发浸润性UC或远处转移发生率分别高达69%和22%。孤立局部复发少见。玛格丽特公主医院发现35%局部晚期出现了局控失败，更多同时出现远处转移。

一项回顾性研究对133例肾盂UC行根治性切除术，其中67例给予术后放疗，66例仅予膀胱灌注化疗。放疗临床靶体积（CTV）包括患侧肾瘤床、输尿管全程区域、全膀胱和下腔静脉和腹主动脉周围淋巴引流区。中位放疗剂量为50Gy，其中14例给予瘤床或残留肿瘤加量放疗。结果显示T3/4期肾盂UC生存率术后放疗组明显优于对照组；膀胱肿瘤复发率术后放疗组明显低于对照组（P=0.004）。另一项回顾性研究显示术后辅助放疗能降低肿瘤局部复发，但未延长OS或降低远处转移率。Cozad等回顾性分析94例肾盂UC，其中77例R0切除，多因素分析显示术后辅助放疗提高了局部控制率（P=0.02），在提高生存接近统计学显著性差异（P=0.07），故对组织学分级高、近切缘或淋巴结转移可提高局控率。

2　放疗技术

肾盂和输尿管UC根治术后的辅助放疗，CTV应包括肾瘤床、输尿管全程区域、全膀胱和下腔静脉和腹主动脉周围淋巴引流区。建议用CT定位调强放疗精确覆盖高危区域，尽量减少周围正常组织受量。放疗剂量推荐45~50 Gy，1.8~2 Gy/次，以消灭亚临床灶和微转移灶。对多发淋巴结转移、镜下切缘阳性或肉眼切缘阳性的广泛期术后患者，建议局部加量5~10 Gy。对未能手术切除或肉眼残存肿瘤，在保护周围正常组织前提下尽量给予更高疗量。CT模拟定位、三维适形放疗和强化扫描能更好确定治疗靶区，建议有条件的应用多野照射技术或容积弧形旋转调强计划，有利于正常组织保护。

该射野靶区上下范围长，放疗时应充分保护周围正常组织。危及器官主要包括脊髓、肝、脾、胃、十二指肠、小肠、健侧肾和肾上腺。QUANTEC建议双肾平均受量<15~18 Gy，双肾DVH限制V20<32，V28<20%。胃壁受照射量应45 Gy，小肠肠袋V45<195 cc。平均肝受照射量应<30~32 Gy，对患肝病或肝细胞肝癌者要降低肝脏受照剂量。保证至少700 cc正常肝脏未受照射能有效避免肝并发症发生。脾脏和肾上腺无明确剂量限定，建议脾脏<5~10 Gy。脊髓应<45 Gy。

3 放疗并发症

放疗急性不良反应主要有恶心、呕吐、腹泻和腹部绞痛。右侧肿瘤要警惕肝脏相关放射损伤。哥本哈根肾癌研究小组报道27例术后辅助放疗12例发生明显不良反应：其中3例为放射性肝炎；3例十二指肠和小肠狭窄；6例十二指肠和小肠黏膜出血。9例出现肠道相关放疗并发症的患者，4例实施手术治疗，其中5例最终死于治疗相关并发症。上述研究总放疗剂量为

50 Gy，肠道相关不良反应发生率高与单次剂量 2.5 Gy 过高可能有关。Fugitt 等报道 52 例术后辅助放疗，4 例出现肝功能衰竭（表 2-5-8）。

表 2-5-8　UTUC 术后放疗推荐意见

UTUC 术后放疗推荐意见	推荐等级
肿瘤 T3/4	强
组织学高分级	中
肿瘤近切缘	中
淋巴结转移	中

第四节　UTUC 的随访

患者需定期复查以发现异时性膀胱肿瘤、局部复发及远处转移。随访监测方案需超过 5 年的膀胱镜和尿细胞学检查。膀胱复发不被认为是远处复发。当行保留肾手术时，由于疾病复发风险高，同侧上尿路要仔细和长期随访。重复内窥镜检查必要。在保留肾术之后，和膀胱癌一样，建议在最初内镜治疗后 6~8 周内行早期输尿管镜复查，但不作为常规推荐。

第六章

晚期 UC 的治疗

第一节　晚期 UC 的一线治疗

约 10%~15% 的膀胱癌在初诊时已有转移，而且，约 50% 的肌层浸润性 UC 行 RC 后会复发，其中局部复发约占 10%~30%，远处转移更为多见。铂类为主的化疗在晚期 UC 治疗中非常重要，但部分患者不能耐受。所以根据铂类耐受情况可将晚期 UC 分为两类。

1　可耐受顺铂人群的治疗

1.1　吉西他滨联合顺铂化疗

研究显示 GC 与传统的 MVAC 方案疗效相当，两组 ORR 为 49.4% 与 45.7%，中位 PFS 为 7.7 月与 8.3 月，中位 OS 为 14.0 月与 15.2 月，但 GC 治疗导致中性粒细胞减少性发热、脓毒症和黏膜炎显著低于 MVAC 组。

1.2　G-CSF 支持下的 DDMVAC 化疗

即 G-CSF 支持下剂量密集性 MVAC 方案，与传统

MVAC 相比，两组 ORR 分别为 62% 与 50%，中位 PFS 为 9.1 月与 8.2 月，中位 OS 为 15.1 月与 14.9 月，虽未达统计学差异，但 DD-MVAC 疗效和耐受性更好。

1.3 化疗后的免疫维持治疗

JAVELIN Bladder 100（NCT02603432）为 III 期随机临床研究，旨在评估 PD-L1 单抗 avelumab 用于晚期 UC 对一线含铂治疗有反应或疾病稳定患者维持治疗的疗效和安全性。吉西他滨整合顺铂或卡铂治疗 4 至 6 周期后，共 700 例各 350 例随机分配接受 avelumab 维持治疗（10 mg / kg，静注，每 2 周 1 次）+最佳支持治疗（BSC）或仅接受 BSC。中位随访时间分别为 19.6 个月和 19.2 个月时，总体上，PD-L1 阳性患者占 51%（358 例）。与 BSC 比，Avelumab + BSC 可显著改善 OS（HR=0.69；P<0.001）；两组中位 OS 分别为 21.4 个月和 14.3 个月。

基于以上临床证据，晚期 UC 在接受铂类化疗后有反应或疾病稳定，推荐应用 avelumab 维持治疗，直至疾病进展或患者无法耐受副反应。

2 不耐受顺铂人群的治疗

2.1 非顺铂方案化疗

（1）吉西他滨整合卡铂化疗：EORTC30986 是评估吉西他滨整合卡铂与 M-CAVI 方案（氨甲蝶呤+卡铂+

长春花碱）的随机对照Ⅱ/Ⅲ期临床研究，入组病人的 GFR<60 mL/min或体力状况差，不能耐受顺铂化疗。结果显示两组ORR分别为42%与30%，中位PFS为5.8月与4.2月，中位OS为9.3月与8.1月，整合评价吉西他滨联合卡铂治疗组更优。严重毒性反应在吉西他滨整合卡铂治疗组为13.6%，而M-CAVI组为23%。因此吉西他滨整合卡铂可作为此类人群的标准治疗方案。

（2）吉西他滨单药化疗：有临床研究显示，吉西他滨单药用于晚期UC的一线治疗，其ORR为24%~44%，其中CR为8%~17%，中位OS为8~13.5个月。吉西他滨单药治疗可作为不耐受铂类患者的可选择治疗方案。

（3）吉西他滨整合紫杉醇化疗：多项吉西他滨整合紫杉醇化疗用于治疗不耐受铂类化疗的晚期UC研究显示，此方案耐受良好，反应率为38%~60%。目前缺乏与标准铂类为基础的整合化疗对照的RCT研究，所以，此方案不推荐用于能耐受铂类的一线治疗。

（4）化疗后的免疫维持治疗：基于本节1.3里 JAVELIN Bladder 100研究结果，晚期UC在接受非铂类化疗后有反应或疾病稳定者，也推荐应用avelumab维持治疗，直至疾病进展或患者无法耐受副反应。

2.2 免疫治疗

以PD-1/L1单抗为代表的免疫检查点抑制剂在晚

期UC二线治疗中取得了较好疗效。而后有研究显示，免疫检查点抑制剂也可作为一线治疗用于不耐受铂类化疗的晚期UC。阿替利珠单抗最先用于不耐受铂类化疗晚期UC一线治疗的2期单臂临床研究（IMvigor210研究），结果显示，ORR为23%，9%达CR。中位OS为15.9个月。3至4级治疗相关AE发生率为16%。

KEYNOTE-052是帕博利珠单抗用于不耐受顺铂晚期UC一线治疗的2期单臂临床研究，结果显示治疗ORR为29%，7%达CR。3级或以上的治疗相关AE反应发生率为16%。

阿替利珠整合化疗用于晚期UC一线治疗的随机对照3期临床试验（IMvigor130研究），结果显示单独阿替利珠治疗组与单独化疗组PD-L1 IC0/1患者的中位OS为13.5个月与12.9个月，统计学分析显示有利于单独化疗组（HR=1.07），而对PD-L1 IC2/3患者，则有利于单独阿替利珠单抗治疗（HR=0.68）。另一项帕博利珠单抗整合化疗用于晚期UC一线治疗的KEY-NOTE361研究结果与之类似。因此阿替利珠单抗与帕博利珠单抗用于晚期UC的一线治疗，有如下限定条件：①不耐受顺铂，但耐受卡铂化疗的人群，仅适用于PD-L1阳性者；②不耐受任何铂类化疗者，无须选择PD-L1表达情况（表2-6-1）。

表 2-6-1　晚期 UC 一线治疗推荐意见

晚期 UC 一线治疗推荐意见	推荐等级
耐受顺铂的患者	
吉西他滨联合顺铂化疗，之后用阿维鲁单抗维持	强
G-CSF 支持下的 DDMVAC 化疗，之后用阿维鲁单抗维持	强
不耐受顺铂的患者	
吉西他滨联合卡铂化疗	中
吉西他滨化疗（不耐受卡铂）	中
吉西他滨联合紫杉醇化疗（不耐受卡铂）	中
化疗有效或稳定的患者，应用阿维鲁单抗维持治疗	中
阿替利珠单抗（不耐受卡铂或 PDL1 高表达）	弱
帕博利珠单抗（不耐受卡铂或 PDL1 高表达）	弱

第二节　晚期 UC 二线及二线后治疗

近年已有多个化疗、免疫、靶向等药物获批晚期 UC 二线及二线后治疗。

1　化疗

长春氟宁属三代长春花属生物碱。三期研究显示长春氟宁和安慰剂二线治疗的 ORR 分别为 8.6% 和 0（P=0.0063）；PFS 为 3.0 和 1.5 个月（P=0.0012）。尽管主要研究终点意向性人群的 OS 为 6.9 和 4.6 个月，无显著性差异（P=0.287）。但进一步多因素分析：两组接受治疗人群的 OS 存在显著性差异（HR=0.772；P=

0.03），因此长春氟宁被欧洲医药管理局批准用于 UC 的二线治疗。

紫杉醇和多烯紫杉醇属紫杉类药物，常用于晚期 UC 的二线治疗，KEYNOTE-045 和 IMvigor 两项三期研究提示，紫杉类药物和长春氟宁均可作为二线化疗的备选方案。结果还提示：紫杉类药物的 OS 和长春氟宁相当。

2 免疫治疗

目前，FDA 基于 I/II 期的研究结果先后批准多个 PD-1/L1 抑制剂用于晚期 UC 二线治疗。其中，Pembrolizumab 和 Atezolizumab 的三期研究结果已经发表。KEYNOTE-045 证实：Pembrolizumab 二线治疗晚期 UC 的 OS 优于化疗（10.1 vs. 7.3 个月，HR=0.70；P < 0.001）；Pembrolizumab 的 ORR 达 21.1%，而化疗仅为 11.0%；并且 Pembrolizumab 的 3-5 级副作用低于化疗组（16.5% vs. 50.2%）。而 IMvigor211 显示：Atezolizumab 与化疗组相比，PD-L1 IC2/3 人群的 OS 无显著性差异。Genentech 因此于 2021-3-7 撤回 Atezolizumab 晚期膀胱癌二线适应证。当前，NCCN 将 Pembrolizumab 作为晚期 UC 二线治疗优选推荐。

基于 II 期 BGB-A317-204 和 POLARIS-03 研究结果，中国于 2020-4-9 批准替雷利珠单抗二线治疗 IC≥

1%或TC≥25%的晚期UC，于2021-4-12批准特瑞普利单抗二线治疗晚期UC。BGB-A317-204研究是一项单臂多中心临床研究，纳入既往接受一线或二线治疗失败且PD-L1阳性（经SP263检测IC≥1%或TC≥25%）的局部晚期不可切除或转移性UC。主要疗效终点为ORR，次要疗效终点包括DOR、PFS和OS。共113例接受替雷利珠单抗治疗，在可评估疗效的104例中，ORR为24%，其中CR为10%，疾病控制率为38.6%。PFS为2.1个月，OS为9.8个月。POLARIS-03为一项开放、多中心的临床研究，旨在评估特瑞普利单抗二线治疗局部晚期或转移性UC的有效性和安全性。主要终点为ORR，次要终点包括DOR、PFS和OS。151例晚期或转移性UC ORR为25.8%，其中PD-L1阳性人群为41.7%，PD-L1阴性人群为16.7%。全组PFS为2.3个月，PD-L1阳性者达3.7个月。全组OS为14.4个月，其中PD-L1阳性者以及阴性者依次为35.6和11.2个月。该研究奠定了特瑞普利单抗在UC二线治疗中的地位。

3 靶向治疗

厄达替尼（erdafitinib，Balversa）为口服泛FGFR抑制剂，2019年FDA批准用于治疗FGFR突变的UC。FGFRs是一个受体酪氨酸激酶家族，20%~80%的UC

有该家族基因激活突变。厄达替尼获批基于一项多中心、开放性单臂试验BLC2001（NCT02365597）。该试验纳入87（后增至99）名有FGFR3基因突变、FGFR2或FGFR3基因融合的局部晚期或转移性UC，且在化疗后出现疾病进展。厄达替尼的ORR达40%，CR为3%。PFS和OS为5.5和13.8个月。

Enfortumab Vedotin（Padcev）是靶向Nectin-4的抗体偶联药物（ADC），由靶向Nectin-4的IgG1单抗enfortumab与细胞毒制剂MMAE偶联而成，2019年FDA批准用于治疗UC。Nectin-4在UC细胞广泛表达。Padcev的获批主要基于EV-201（NCT03219333）的研究结果。EV-201是一项Ⅱ期单臂、多中心试验，共纳入125例曾用过PD-1/L1抑制剂和含铂化疗的局部晚期或转移性UC。主要终点ORR达44%，其中15例CR。中位缓解持续时间为7.6个月，常见严重不良反应是尿路感染（6%）、蜂窝织炎（5%）、高热性中性粒细胞减少症（4%）、腹泻（4%）、败血症（3%）、急性肾损伤（3%）、呼吸困难（3%）和皮疹（3%）。随后进行的Ⅲ期确证性临床试验（EV-301）中608例曾接受过PD-1/L1抑制剂和含铂方案进展的晚期UC随机分为Enfortumab Vedotin治疗或化疗。两组OS分别为12.88和8.97个月（HR=0.70；P=0.001）；PFS分别为5.55和3.71个月（HR=0.62；P<0.001）；ORR依次

为40.6%和17.9%；两组毒性相似，进一步明确了Enfortumab Vedotin在膀胱癌三线治疗中的地位。EV-201研究队列2为Enfortumab Vedotin用于铂类不耐受人群既往免疫治疗失败后的二线治疗。2021年ASCO公布了新的随访结果，ORR为51%，DOR达13.8个月，PFS和OS分别为6.7个月（95%CI：5.0~8.3）和16.1个月（95%CI：11.3~24.1）。

维迪西妥单抗（RC48）为荣昌生物自主研发的HER2 ADC药物，通过Disitamab靶向HER2，采用可裂解的半胱氨酸偶联MMAE，于2021年在中国获批用于治疗至少接受过2种系统化疗的HER2过表达局部晚期或转移性胃癌（包括胃食管结合部腺癌）。2021年ASCO报道了RC48-C009研究结果。共64例常规化疗后进展且HER2阳性（ICH 2+或3+）的局部晚期或转移性UC，其中85.9%既往接受≥2线系统治疗。RC48-ADC的ORR为50.0%，DCR为76.6%，中位PFS为5.1个月，中位DOR为8.3个月，OS达14.2个月，严重不良事件发生率仅为6.3%。该研究为HER-2高表达UC提供了新治疗思路。

Sacituzumab Govitecan（IMMU-132）是特异靶向人滋养细胞表面抗原-2（TROP-2）的ADC药物，对晚期三阴性乳腺癌有高抗瘤活性。在二期研究TROPGY-U-01中，113例经含铂化疗及免疫检查点抑制剂治疗失败后的 UC 接受 Sacituzumab Govitecan 10mg/(kg·d1)，8治疗，3周一个疗程。ORR达27%，77%出现肿瘤缩小，PFS和OS分别达5.4和10.9个月。该药已被云顶药业引进正行临床研究。

当前，如何选择二线及二线后治疗，主要基于一线及维持治疗（avelumab）方案、肿瘤分子特征、药物可及性和患者耐受性。如一线治疗采用化疗且未行免疫维持治疗者，二线优选免疫治疗，其次厄达替尼（中国未上市）或化疗；一线治疗采用化疗并采用免疫治疗维持者，二线可采用厄达替尼（中国未上市）或化疗；一线采用免疫治疗者，二线可考虑含铂的整合化疗或单药化疗（不耐受含铂方案）或厄达替尼。三线治疗优选 Enfortumab Vedotin，但该药在中国尚未上市，临床上常将免疫治疗与紫杉类药物互为二、三线推荐。对HER-2过表达者也可考虑维迪西妥单抗治疗。另外，也可优先推荐参加Sacituzumab Govitecan 等临床研究。随着对 UC 发生机制的深入研究和新药的快速研发，参加临床研究是当前晚期 UC 一个重要选择（表2-6-2）。

表2-6-2 晚期UC二线治疗推荐意见

晚期UC二线治疗推荐意见	推荐等级
雷利珠单抗（IC≥1%或TC≥25%）	中
瑞普利单抗	中

Pembrolizumab	中
厄达替尼（FGFR突变）	弱
紫杉醇/多烯紫杉醇	弱
晚期UC三线治疗推荐意见	**推荐等级**
临床研究优先	强
维迪西妥单抗（ICH 2+或3+）	弱
Enfortumab Vedotin	弱

第七章

膀胱非UC的病理分型、治疗及随访

第一节 膀胱非UC的病理类型

单纯非尿路上皮膀胱肿瘤约占所有膀胱肿瘤的5%，由不同组织学类型的肿瘤组成，主要的非UC为鳞状细胞癌、腺癌和神经内分泌瘤等。与UC相比，非尿路上皮肿瘤通常预后更差。然而，针对分期和其他相关因素进行校正，很多非尿路上皮肿瘤的预后可能与UC相似（表2-7-1）。

表2-7-1　2016年WHO尿路肿瘤分类节选（除外UC）

鳞状细胞肿瘤	黑色素细胞瘤
纯鳞状细胞癌	恶性黑色素瘤
疣状癌	痣
鳞状细胞乳头状瘤	黑变病
腺体肿瘤	间充质肿瘤
腺癌，未特别说明	横纹肌肉瘤
肠溶	平滑肌肉瘤
黏液	血管肉瘤
混合	炎性肌纤维母细胞瘤
绒毛状腺瘤	血管周围上皮样细胞瘤
脐尿管癌	良性

续表

苗勒氏管型肿瘤	恶性
透明细胞癌	孤立性纤维瘤
子宫内膜样癌	平滑肌瘤
神经内分泌肿瘤	血管瘤
小细胞神经内分泌癌	颗粒细胞瘤
大细胞神经内分泌癌	神经纤维瘤
分化良好的神经内分泌肿瘤	其他肿瘤
副神经节瘤	Skene、Cowper 和 Littre 癌
尿路造血和淋巴肿瘤	从其他器官转移性和侵袭的肿瘤
	膀胱憩室中产生的肿瘤

第二节 鳞状细胞癌

1 概述及诊断

膀胱鳞状细胞癌（SCC）是最常见的膀胱非 UC，占所有膀胱恶性肿瘤的 2.1%~6.7%。膀胱 SCC 常见突出特点是纯侵袭性鳞状细胞表型，特征是高分化至中分化癌中多存在角蛋白珠和细胞间桥，其中无尿路上皮或腺上皮成分，且排除转移性鳞状细胞癌；但也可能包括低分化的 SCC 和包括肉瘤样 SCC 在内的变异类型。UC 出现鳞状细胞成分被定义为膀胱 UC 并鳞状细胞化生。虽然膀胱 SCC 的发生机制虽未完全阐明，但似与慢性膀胱感染和刺激相关。中东和埃及国家的膀胱 SCC 具有独特的发病机制，与血吸虫慢性感染有关。

文献报道膀胱SCC好发50~70岁，男女比例为3：2。PORTER等报道不同种族膀胱SCC发病率不同，美国黑人发病率及相对危险度比白人高。

膀胱SCC按病因可分为血吸虫病性和非血吸虫病性：血吸虫膀胱SCC主要分布在埃及和中东等地区，是该区膀胱癌的主要类型；非血吸虫病性膀胱SCC，一般认为长期留置导尿管、反复尿路感染、膀胱结石、出口梗阻、黏膜白斑、憩室及神经源性膀胱等可能与其发生有关。泌尿系血吸虫感染，血吸虫寄生在盆腔器官包括膀胱组织的小静脉中，其成虫每天可产20~200枚虫卵，后者可导致膀胱壁和尿道壁的炎症性和肉芽肿性反应，继而出现多种组织学改变，包括鳞状上皮化生、膀胱糜烂、溃疡、挛缩、输尿管狭窄进而导致膀胱SCC发生。也有学者认为血吸虫病性膀胱SCC的发生可能与血吸虫导致的细菌和病毒感染有关，而非寄生虫本身。有临床研究发现泌尿道HPV感染可能与膀胱SCC发生有关，主要为高危型HPV，如HPV16、35等，可能原因是高危型HPV诱导的癌基因E6、E7及抑癌基因P53、P16、RB异常表达并影响细胞正常增殖。在大多数影像学和临床研究中，B-SCC的临床表现与常规SCC相似，而膀胱和远端输尿管钙化可能更多见。寄生虫卵的迁移通过膀胱壁引起慢性炎症被认为与B-SCC发生相关。多数患者治疗已属晚期，25%初诊时已丧失手术机会。

膀胱SCC常伴长期反复的尿路结石，临床症状常无明显特异性。血尿是共同的、最常见的临床表现，可是间歇性无痛全程血尿，也可是镜下血尿或肉眼血尿，出现比例为63%~100%，出现膀胱刺激征可达33%~67%，还可出现排尿困难、下腹疼痛等症状，膀胱双合诊在部分患者的耻骨后方可触及肿块。诊断时常有局部进展，治疗前影像学显示33%~59%可有肾积水。单纯性膀胱SCC预后不良，大多数在诊断后1~3年内死亡。

辅助检查包括：①超声检查简便、无创、经济，是膀胱SCC最常用的影像学方法，对膀胱肿瘤分期的准确率在61%~84%，但操作医生间有差异，肠道积气、膀胱充盈不佳等也影响超声的观察。此外，超声对淋巴结转移的检出率较低。②CT检查肿瘤表现为软组织肿块影，形状可为斑块状、息肉样、乳头状等，可有钙化灶，增强扫描可见肿瘤强化现象。CT可用以了解肿瘤侵犯深度、有无转移，有助肿瘤诊断和分期，对肿瘤分期优于超声，但对肿瘤转移性较大的淋巴结和反应性淋巴结的鉴别有一定难度。③MRI对软组织观察和多位显像能力更高，对肿瘤分期准确率为72%~96%，与CT相似，有学者认为膀胱癌的影像学检查，MRI优于CT。④尿细胞学可作为泌尿系鳞癌的初筛，但敏感性较低，也不能完全准确评估肿瘤组织类型，阴性者不能排除肿瘤存在。⑤膀胱镜检查及镜下活检对肿瘤确诊意义重大，但内镜下活检无法准确评估肿瘤侵犯深度，对肿瘤分期判断不准确。

膀胱SCC恶性程度高、多为浸润性、生长迅速、对放化疗等反应不佳，多数预后不良。分期晚、分化低、有淋巴转移者预后更差。初次就诊约有10%已发生转移，美国安德森癌症中心曾报道非血吸虫性原发膀胱SCC 5年和2年OS分别为10.6%和47.6。文献报道膀胱SCC切除术后复发的中位生存仅7个月，即使经根治性切除的Ⅲ、Ⅳ期膀胱SCC其生存率也显著低于同期膀胱UC。大样本分析发现T3期是膀胱SCC就诊时最常见肿瘤分期，常表现为肌层浸润性生长、分期较晚，导致预后较差（表2-7-2）。

表2-7-2 膀胱鳞癌临床诊断方法推荐意见

膀胱鳞癌临床诊断方法推荐意见	推荐等级
怀疑鳞癌需询问病史（结石、慢性感染、血吸虫接触等），做体格检查，行泌尿系超声、腹部强化CT/MRI及胸部CT检查	强
怀疑鳞癌应行膀胱镜检查了解肿瘤位置及形态并取活检，有条件建议行诊断性TUR及病理检查	强
尿细胞学是一种无创性检查，但对鳞癌阳性率不高	弱
泌尿道人类乳头瘤病毒（HPV）感染筛查，高危型如HPV16、35等	弱
利用PET-CT对可疑患者行术前评估，但不优于强化CT	弱

2 治疗

2.1 外科治疗

膀胱SCC最基本治疗仍是手术治疗，临床应根据肿瘤分期、分级、有无远处转移及全身一般情况制定治疗方案，对分期较低者可行经尿道膀胱肿瘤电切术或膀胱部分切除术，但术后盆腔复发风险很大，是造成膀胱SCC的主要死因。有研究提示T1-T4a期膀胱SCC首选术式是RC 盆腔淋巴结清扫术，行RC者生存率高于其他术式；对T4b期及有远处转移者，若一般情况好，可行姑息性RC（表2-7-3）。

表2-7-3 膀胱鳞癌手术推荐意见

膀胱鳞癌手术推荐意见	推荐等级
T1-T4a期的膀胱SCC者首选术式是RC	强
分期较低（T1高分化）、孤立局限性鳞癌可行经尿道膀胱肿瘤电切术或膀胱部分切除术	弱
T4b期及有远处转移者，若一般情况好，可行姑息性RC	弱
术前影像学评估区域淋巴结阳性者，行盆腔淋巴结清扫（范围包括双侧髂总、髂外、髂内和闭孔淋巴结）	强
术前评估区域淋巴结阴性者，行盆腔淋巴结清扫	弱

2.2 辅助治疗

本病单纯放疗效果差，RC疗效优于单纯放疗，术前放疗加RC可有效预防术后盆腔复发，建议对T2期以上膀胱SCC行术前新辅助放疗。有文献报道，膀胱

SCC在RC术后接受辅助性放疗与单纯行RC相比，明显改善肿瘤局控率和PFS。

膀胱SCC对化疗多不敏感，临床上也有以铂类为基础的化疗使伴远处转移的T3-4期获得CR的报道。Kassouf等观察8例接受以铂类为基础的新辅助化疗有3例肿瘤降级和较好预后。

多项研究表明膀胱SCC PD-L1表达高于UC，由北大第一附院开展的单中心回顾性研究表明：PD-L1阳性的膀胱SCC有更好预后，是OS和PFS的独立保护因素。目前临床已有帕博利珠单抗使远处转移膀胱SCC达到CR的报道，或许为以后开展免疫治疗提供了新思路（表2-7-4）。

表2-7-4　膀胱鳞癌系统治疗推荐意见

膀胱鳞癌系统治疗推荐意见	推荐等级
T2期以上膀胱SCC行术前新辅助放疗	弱
RC术后接受辅助性放疗	弱
单纯放疗效果差	弱
不推荐新辅助化疗以及术后辅助化疗（以铂类为主）	强

第三节　腺癌

腺癌是具有腺体特征的恶性肿瘤。根据组织来源不同，膀胱腺癌可分为非脐尿管腺癌、脐尿管腺癌、转移性腺癌。原发性膀胱腺癌约占全部膀胱恶性肿瘤的0.5%~2%，好发于中老年人，50~60岁发病率最高，男女比例为2~3∶1。诊断主要靠膀胱镜活检，超声、CT及MRI等可显示肿瘤大小、侵犯范围及临床分期，特别对脐尿管腺癌，当肿瘤未侵及膀胱黏膜时，膀胱镜检可无异常。

1 非脐尿管腺癌

非脐尿管腺癌约占膀胱腺癌的2/3，可能由移行上皮腺性化生引起。长期慢性刺激、梗阻及膀胱外翻是引起化生的常见原因。流行病学调查，非脐尿管腺癌在血吸虫病流行区域常见，该区膀胱腺癌约占膀胱癌的10%。

膀胱腺癌主要症状有血尿、尿痛、膀胱刺激征、黏液尿等。原发性膀胱腺癌好发生于膀胱颈部、膀胱三角区、膀胱憩室和苗勒管囊肿等部位，病变进展较快，多为肌层浸润性膀胱癌。非脐尿管腺癌伴腺性膀胱炎比原位癌更常见。

绝大多数就诊时已属局部晚期或已转移，只有35%病变局限在膀胱，24%为低级别病变。对局限的原发性膀胱腺癌，标准治疗为RC加盆腔淋巴结清扫，以提高手术效果，术后辅助以放疗，可提高肿瘤PFS。TURBT或膀胱部分切除术效果不佳。此外，单一放疗或系统性治疗对原发性膀胱腺癌疗效有限，有研究表明与手术治疗相比，外照射放疗甚至外照射放疗整合手术治疗的5年OS较低。目前尚无有效证据证明新辅助治疗在膀胱腺癌中的治疗作用，但有研究表明术前新辅助放疗可显著提高膀胱腺癌DFS。膀胱灌注对膀胱腺癌效果不明。对进展期和有转移的腺癌可考虑化疗，对淋巴结阳性的膀胱腺癌，考虑采用FOLFOX（奥沙利铂、亚叶酸、5-FU）或GemFLP（5-FU、亚叶酸、吉西他滨和顺铂）化疗。对化疗有效者可行化疗后手术巩固治疗。对晚期肿瘤，首选参加临床试验。对有些选择性患者，可考虑采用以5-FU为基础的整合化疗（FOLFOX或GemFLP）或TIP方案（紫杉醇、异环磷酰胺、顺铂联合化疗）。或采用紫杉醇整合铂类。有研究用高通量测序分析膀胱腺癌中具潜在治疗价值的突变基因，但尚无证据佐证其疗效。有研究表明与UC和膀胱鳞癌相比，膀胱腺癌中PD-L1表达水平和肿瘤突变负荷水平低，提示免疫治疗可能不适于膀胱腺癌。

目前针对非脐尿管腺癌预后的研究结果不一，5年OS在11%~55%之间，差异较大。但普遍认为与膀胱UC相比，非脐尿管腺癌预后较差。

2 脐尿管腺癌

脐尿管腺癌是一种罕见的膀胱恶性肿瘤，占全部膀胱肿瘤<1%，占膀胱腺癌的1/3。一般认为脐尿管腺癌可能与脐尿管上皮增生及其内覆移行上皮腺性化生

有关。好发于中老年人，50~60岁发病率最高（中位发病年龄51.5岁），在国人中，中位发病年龄为50岁。患病人群中男性较多，男女比例为1.4~1.6：1。

脐尿管的组织学有三层结构：内层上皮常为移行细胞（70%），也可是柱状细胞（30%）；中层为黏膜下结缔组织；最外是肌肉层，与膀胱逼尿肌相延续。

尽管绝大多数残余脐尿管的内层是尿路上皮，但脐尿管恶性肿瘤的主要病理类型却是腺癌（>90%）。存在两种假说。①慢性炎症刺激导致上皮腺性化生，进而诱发癌变；②某些脐尿管腺癌，尤其是肠型腺癌，可能起源于胚胎发育中遗留在脐尿管中的后肠残迹。不管癌症发生原因如何，并未发现遗传易感性、家族聚集性或环境因素可诱发脐尿管癌。

脐尿管腺癌只发生在膀胱顶部前壁，膀胱黏膜无腺性膀胱炎和囊性膀胱炎及肠上皮化生，肿瘤集中于膀胱壁，即肌间或更深层，而非黏膜层，并可见脐尿管残留。多数初诊时表现为血尿，少数可出现腹痛和排尿困难、黏液尿、非特异性尿路紊乱（脓尿、尿频、慢性尿路感染等）、脐部分泌物或全身性非特异性症状（发烧、体重减轻、恶心等）。约8%可无显著不适症状。

由于脐尿管腺癌发病率低且组织病理学特征与其他来源的腺癌相似，故临床诊断困难。Paner等通过回顾性分析多项研究，对脐尿管腺癌提出如表2-7-5诊断标准。

表 2-7-5　脐尿管腺癌诊断标准

脐尿管腺癌诊断标准
A 强制性标准 　肿瘤位于膀胱穹窿和/或膀胱前壁 　肿瘤位于膀胱壁内 　在膀胱穹窿和膀胱前壁之外无广泛的囊性膀胱炎和/或腺性 膀胱炎 无其他原发性腺癌的证据
B 可选标准 　存在与肿瘤相关的脐尿管残留

脐尿管腺癌分期系统由 Sheldon 于 1984 年提出，并于 1996 年由 Nakanishi 修改，其分期标准如表 2-7-6。

表 2-7-6　脐尿管腺癌分期标准

Sheldon et al.（1984）	Nakanishi et al.（1996）	5-year survival
Ⅰ 期　肿瘤局限于脐尿管黏膜		
Ⅱ 期　肿瘤局部突破黏膜但局限 　　于脐尿管内		
Ⅲ 期		
Ⅲ A 局部累及膀胱	A 肿瘤侵入膀胱，但尚未侵入腹壁、腹膜或其他脏器	58%（n=30）
Ⅲ B 局部侵犯腹壁	B 侵入腹壁、腹膜或其他脏器	42%（n=6）
Ⅲ C 局部侵犯腹膜	C 局部淋巴结转或远处转移	0%（n=5）
Ⅲ D 局部侵犯邻近脏器		
Ⅳ 期		
Ⅳ A 局部淋巴结转移		
Ⅳ B 远处转移		

2.1 辅助检查

（1）膀胱镜检查：脐尿管癌的临床诊断，膀胱镜检并活检非常重要。文献数据显示脐尿管癌中膀胱镜检阳性率达89%，且有助于确定肿瘤位置是在膀胱顶部还是前壁。肿瘤典型镜下表现是广基的溃疡性肿物。由于脐尿管肿瘤由外至内侵袭膀胱，在稍早期阶段，膀胱镜下可呈外在压迫，而表面黏膜正常。有时黏膜也可见葡萄样病变、小结节样肿物或乳头样病变。部分患者压迫耻骨上区病变黏膜处可见黏液喷溢。

（2）诊断性经尿道电切术（transurethal resection，TUR）：诊断性TUR可获更多组织标本，提高病理诊断准确率。对肿瘤未侵及膀胱黏膜者，获取足够肿瘤组织仍是临床难题。研究显示，经尿道切检（TUR）脐尿管癌术前诊断敏感性为93%，特异性100%，阳性预测值100%，阴性预测值50%。

（3）血清学标记物：脐尿管腺癌与结直肠腺癌在组织病理学上具相似性，常可见CEA、CA19-9和CA125升高，荟萃分析，确诊时血清CEA升高达55.7%，CA19-9和CA125升高分别为50.8%和51.4%。其他少见血清标记物还有LDH、CA15-3、AFP和NSE等。这些标志物不但有助诊断，还可评估治疗反应，并在随访中预测复发。

（4）超声：超声是脐尿管癌初诊时最常用影像学检查，脐尿管癌可表现为中线附近、膀胱和前腹壁间的混杂回声软组织肿物，内部有较丰富血流信号，并可见强回声钙化灶。彩色多普勒超声下，脐尿管癌的血流分布以周边型为主，占71.43%；膀胱移行上皮癌的血流以中央型为主，占72.22%。

（5）CT：CT对脐尿管癌诊断可提供可靠信息。脐尿管癌表现为实性、囊性或囊实性病变，并可见不均匀强化。60%肿瘤可见低密度病灶，常为黏液成分。50%~70%肿瘤内可见钙化灶，表现为散在斑点状、曲线状或周边型。脐尿管癌CT的特征性表现：①肿瘤均位于中线或稍偏中线的脐尿管走行区；②肿瘤多为囊实性肿块，囊壁厚薄不均，外缘不光整，囊内壁不规则。增强扫描实性部分及囊壁多呈中度以上强化，其内可见低密度无强化区。③肿瘤常侵犯膀胱壁，致邻近膀胱壁增厚，并向膀胱腔内生长，但主体多位于膀胱腔外；④肿瘤中央或周边可见钙化，呈点状、斑点状、条形或弧形；⑤若有与病变相连的残存脐尿管多提示脐尿管癌，矢状面显示残存脐尿管可更好。因此，膀胱顶部靠中线的肿物，不论实性或囊性，尤其伴有小钙化灶，应高度怀疑脐尿管癌。CT还有助于评估肿瘤局部侵犯，淋巴结及远处转移情况和手术切除可行性。

（6）MRI：由于瘤内有黏液成分、囊性变或坏死，在T2WI可见高信号影像，增强后在T1WI肿瘤边缘和实性部分可见不均匀强化。评估肿瘤对临近组织脏器的侵犯和局部淋巴结转移，MRI可提供更多信息。对脐尿管肿瘤术前评估，CT+MRI诊断脐尿管癌敏感性为61%，特异性43%，阳性预测值81%，阴性预测值21%（表2-7-7）。

表2-7-7　脐尿管癌临床诊断方法推荐意见

脐尿管癌临床诊断方法推荐意见	推荐等级
怀疑脐尿管肿瘤需询问病史，做体格检查，行泌尿系超声、腹部强化CT/MRI及胸部CT检查	强
怀疑脐尿管癌应行膀胱镜检查了解肿瘤位置及形态并取活检，有条件建议行诊断性TUR及病理检查	强
对肿瘤进行超声造影检查，有助于与膀胱癌相鉴别	弱
尿细胞学是一种无创性检查，但在脐尿管癌的阳性率不高	弱
对怀疑脐尿管癌常规筛查CEA、CA19-9和CA125	强
利用PET-CT对可疑患者进行行术前评估，并不优于强化CT	弱

2.2　治疗

（1）手术

1）原发灶切除：对局限性病变，手术是主要疗法，金标准是切除脐尿管、脐部和部分/根治性膀胱全切术，同时行双侧盆腔淋巴结清扫术。TURBT联合外照射和近距离放疗等保留膀胱的疗法，在脐尿管癌不推荐使用，但对 cN0M0 脐尿管癌，可选择性采用这种术式。部分研究推荐采用扩大性膀胱部分切除术，应尽可能整块切除膀胱顶、脐尿管和脐，包括部分腹直肌、腹直肌后鞘、腹膜及弓状线。研究表明切缘阴性和无淋巴结受累与术后长期生存相关。术后复发和转移是治疗失败的重要原因，一般在术后 2 年内发生。常见转移部位为盆腔（37%）、膀胱（34%）、肺（28%）和淋巴结（18%）。对切缘阳性和有转移者，推荐辅助或新辅助治疗，但基于 5-FU 和顺铂的化疗方案，疗效尚未明确。

脐尿管癌主要由膀胱由外向内侵袭膀胱黏膜，生物学特性不像膀胱原发上皮肿瘤具有多中心性，可通过膀胱部分切除实现治疗目的。但切缘阳性是术后预后不良的独立预测因素。因此，不能保证切缘阴性或残留膀胱功能容量过小，过去多支持 RC（SS）。1993 年 Henly 等提出绝大部分患者可接受膀胱部分切除+脐切除术，取得了与 RC+脐切除相近的 OS，并极大改善了生活质量。一项回顾性研究多变量分析发现，肿瘤分级和切缘状况是肿瘤特异性生存的独立预测因子。膀胱部分切除术和与 RC 相比，OS 并无显著性差异。另一项研究评估脐尿管癌不同治疗组间的预后，结果也显示 RC 组的 OS 并不优于膀胱部分切除组。

脐尿管肿瘤可出现在沿脐尿管走行的任何部位，

瘤内常有含黏液的囊性结构，在脐下横断脐尿管韧带可能导致含有肿瘤细胞的囊液溢出，造成广泛种植转移。Jia等回顾性分析39例脐尿管肿瘤，27例（69.2%）接受脐切除术。多变量分析显示肿瘤大小、Mayo分期和脐切除是OS的独立预测因素。荟萃分析显示，429例中67%接受脐部完整切除，结果表明需要进一步强调脐部切除的重要性，但有少数研究持不同观点。Ashley等的研究中54%接受脐切除术，单变量分析显示是未行脐切除（HR3.0）、切缘阳性（HR4.7）、肿瘤高分级（HR3.6）、区域淋巴结阳性（HR5.1）和肿瘤高分期（HR4.8），是脐尿管肿瘤特异性生存的风险因素，进一步多变量分析发现脐切除并非肿瘤特异性生存的独立预测因素。文献报道脐尿管癌侵犯脐部及术后脐部复发非常罕见，同时考虑肚脐的美学意义，是否需要切除脐部值得研究商榷。

尽管开放手术仍是经典术式，但国内外均有尝试腹腔镜或机器人辅助术式，并取得良好效果，且具术野清晰、恢复快、出血少、并发症少等优点，可作为治疗脐尿管癌一种有效术式，但长期疗效有待进一步观察。

2）盆腔淋巴结清扫：盆腔淋巴结清扫（PLND）作为膀胱部分切除或RC的一部分可否改善脐尿管癌预后，尚存争议。Bruins等纳入152例，其中43例接受盆腔淋巴结清扫，多变量分析显示淋巴结转移是影响OS的独立预测因素之一，但未发现淋巴结清扫能带来显著生存获益。国内有回顾性分析发现，尽管淋巴结清扫组的预后指标有优于未清扫组的趋势，但并无显著性差异。因此认为淋巴结清扫对明确肿瘤分期的意义要大于肿瘤控制。Duan等对62例行回顾性研究，多变量分析显示术后盆腔淋巴结复发是影响OS的独立预测因子之一。未接受盆腔淋巴结切除者术后出现盆腔淋巴结转移的比例要高于接受淋巴结切除者（20% vs. 11.1%）。盆腔淋巴结清扫可切除阳性淋巴结（包括微转移灶），进而降低局部淋巴结复发风险，理论上能带来生存获益。

考虑到淋巴结阳性（无远处转移）对生存的负面影响与有远处转移者相似，故建议行盆腔淋巴结切除术。术前及时发现阳性淋巴结不仅有助于准确分期，还会影响治疗选择。有关盆腔淋巴结清扫能否带来生存获益的结论，尚需更大规模临床对照试验评估。

来自纪念斯隆-凯瑟琳癌症中心的Herr等明确提出盆腔淋巴结清扫范围至少包括双侧的髂总、髂外、髂内和闭孔淋巴结。所有患者均行扩大的膀胱部分切除术（整块切除含脐部在内的全部脐尿管韧带、腹直肌筋膜后层、表面覆盖的腹膜以及膀胱周围延伸至盆侧壁的全部软组织），同时切除累及的邻近器官。对病变局限于脐尿管和膀胱（≤ⅢA期）者，术后5年肿瘤特异性生存率达93%，即使ⅢA期以上，也达41%，取得了满意疗效。对伴寡转移灶的晚期脐尿管癌，需依据个体情况整合评判，亦可考虑姑息性切除手术，同时联合全身化疗（表2-7-8）。

表2-7-8 脐尿管癌手术治疗推荐意见

脐尿管癌手术治疗推荐意见	推荐等级
原发灶手术，连同肿瘤整块切除部分膀胱+脐尿管韧带全长+脐部	强
若无法保证切缘阴性或残存膀胱功能容量过小，则行全膀胱切除	强
术前评估区域淋巴结阳性者，行盆腔淋巴结清扫（范围包括双侧髂总、髂外、髂内和闭孔淋巴结）	强
术前评估区域淋巴结阴性者，行盆腔淋巴结清扫	弱
若肿瘤体积较小，且远离脐部，结合患者意愿，考虑保留肚脐	弱

（2）系统化疗：脐尿管癌确诊时常分期较晚，出现远处转移者占20%以上，常失去手术治愈机会。即使接受手术治疗，也常会出现局部复发和远处转移，尤其淋巴结和切缘阳性者。对这类患者，系统化疗可能延长生存期，但5年OS不足20%，证明目前的化疗方案效果不尽人意。

顺铂为基础的联合化疗（MVAC或GC），是膀胱UC的一线化疗方案，也常用于晚期脐尿管癌。由于脐尿管腺癌与结直肠腺癌在组织学和临床上具明显相似性，用于结直肠癌以5-FU为基础的化疗方案，也被用于脐尿管癌。有荟萃分析用影像学反应评估不同化疗方案疗效。其中以5-FU为基础和顺铂+5-FU为基础的整合化疗方案，ORR接近，分别为44%和43%，明显高于顺铂为基础和不含顺铂、5-FU的化疗方案（9%和23%）。将肿瘤稳定者计算在内，顺铂+5-FU为基础的整合化疗方案的DCR明显优于5-FU为基础的整合化疗方案（86% vs. 69%）。因此，顺铂+5-FU为基础的整合化疗方案能为脐尿管癌患者提供最高生存获益。结合文献，以5-FU+铂类为基础的有效联合化疗方案包括以下整合：①5-FU+亚叶酸钙，吉西他滨，顺铂；②5-FU+INFα，顺铂；③5-FU+奥沙利铂；④5-FU+顺铂。一项单中心回顾性研究，使用包括奥沙利铂、亚叶酸钙和5-FU在内的改良FOLFOX方案治疗转移性脐尿管癌，总DCR为80%。加拿大泌尿外科协会关于脐尿管癌治疗的专家共识也推荐FOLFOX方案作为首选化疗方案。

系统化疗在围术期应用，尚无一致意见。美国M.D.安德森癌症中心的Siefker-Radtke认为，术前评估无淋巴结转移者，均不推荐术前化疗。对手术难以切除的淋巴结阳性患者，系统化疗有可能带来手术治愈机会。出现盆腔淋巴结转移者，接受3个周期GC新辅助化疗后，行膀胱扩大部分切除术（包括脐尿管和脐）+盆腔淋巴结清扫，术后再接受3个周期辅助化疗，最终实现5年以上的肿瘤无复发生存。

切缘阳性、淋巴结阳性或腹膜受累以及脐尿管韧带切除不完整的患者术后复发可能性较高，如愿意接受积极治疗，可给予术后辅助化疗，但术后辅助化疗能否带来生存获益，尚需更多试验数据明确。

（3）放疗：脐尿管癌对放疗不太敏感，很少单独使用放疗。有研究收集SEER数据库中420例脐尿管癌临床资料，接受过放疗者仅10%，其中联合手术治疗者29例（含Ⅳ期13人，Ⅲ期10人，Ⅱ期5人），单独放疗仅13例（含Ⅳ期11人）。有研究显示，术后接受辅助放疗的中位生存期为19.5个月（4~28.5个月），接受辅助放疗+化疗的中位生存期为21个月（6~32.5个月）。国内有研究报告，1例Ⅲa期黏液腺癌术后仅接受盆腔局部放疗，随访8个月未见复发和转移。

对术后切缘阳性或局部不能手术切除的病灶，有时可尝试放疗，但能否提升肿瘤长期治疗结果，尚无有力证据支持（表2-7-9）。

表2-7-9　脐尿管癌系统治疗推荐意见

脐尿管癌系统治疗推荐意见	推荐等级
对出现远处转移或局部不能切除的晚期脐尿管癌，首选系统化疗	强

脐尿管癌系统治疗推荐意见	推荐等级
推荐5-FU+铂类为基础的联合化疗方案，其中首选FOLFOX方案	强
可考虑顺铂为基础的化疗方案，如CC方案	弱
对切缘阳性、淋巴结阳性或腹膜受累以及脐尿管韧带切除不完整者，酌情给予术后辅助化疗	弱
对术前评估无淋巴结转移的患者，不推荐新辅助化疗	强
脐尿管癌对放疗不敏感，通常不推荐使用放疗	强

2.3 预后

脐尿管癌是一种罕见肿瘤，确诊时多为中晚期，总体预后相对不佳。大宗病例荟萃分析显示，总体中位生存时间是57个月，5年OS为51%。随分期升高，5年OS下降，Ⅰ期为73%，Ⅱ期60%，Ⅲ期58%，Ⅳ期20%。

手术切缘阴性和无淋巴结受累与术后长期生存相关。术后复发和转移是治疗失败重要原因，一般在术后2年内发生。常见转移部位为盆腔（37%）、膀胱（34%）、肺（28%）和淋巴结（18%）。对手术切缘阳性和有转移的患者，推荐行辅助或新辅助治疗，但基于5-FU和顺铂的化疗方案，效果不明确。

对转移性脐尿管腺癌，首选化疗，反应率约为15%，化疗方案参照非脐尿管腺癌。脐尿管腺癌的治疗和生存与结肠腺癌相似，故部分研究推荐使用贝伐单抗、西妥昔单抗或帕尼单抗或伊立替康。目前，包括吉非替尼、舒尼替尼和西妥昔单抗在内的多种靶向药物在某些脐尿管腺癌中显示显著疗效。舒尼替尼可导致肿瘤坏死进而改善临床症状。有研究报道一例EGFR扩增和野生型KRAS的转移性患者，接受抗EGFR治疗后，在8个月内出现PR。脐尿管腺癌出现BRAF突变约18%，与结肠癌类似。该基因突变可预测肿瘤对BRAF抑制剂与EGFR或MEK 1/2抑制剂整合方案的敏感性。关于免疫治疗，一项研究表明，一例携带MSH6突变的脐尿管腺癌，接受抗PD-L1治疗后，肺转移灶初始进展，随后消退。由于脐尿管腺癌少见，大规模免疫检查点抑制剂的临床试验难以进行，但该研究仍为携带DNA MMR突变的脐尿管腺癌接受抗PD-L1治疗的有效性提供佐证。目前，如卡博替尼-纳武单抗或卡博替尼-纳武单抗-伊匹单抗的整合治疗方案在脐尿管腺癌的疗效尚处评估中，还无相关结论，但整合疗法在转移性脐尿管腺癌显示药物毒性可控和疗效尚佳。

3 转移性腺癌

转移性腺癌是最常见的膀胱腺癌，原发灶来自直肠、胃、子宫内膜、乳腺、前列腺和卵巢等。治疗上施行以处理原发病为主的整合治疗。

第四节 肉瘤

1 概述及诊断

膀胱肉瘤为膀胱恶性软组织非上皮性肿瘤，包括平滑肌肉瘤、横纹肌肉瘤、血管肉瘤、骨源性肉瘤、黏液脂肪瘤、纤维肉瘤及未分化肉瘤等。膀胱原发性肉瘤罕见，最常见为平滑肌肉瘤，发病率在膀胱原发性恶性肿瘤中小于1%，发病年龄多见于50岁以上，男性略多。其次为横纹肌肉瘤，好发于儿童及青少年。

常见临床表现为肉眼血尿和/或排尿困难，少数表现膀胱刺激症状。其他症状如下腹包块、疼痛及肾积水等。肿瘤可发生在膀胱任何部位，膀胱平滑肌肉瘤好发膀胱顶部及侧壁，三角区很少。另外两种比较特殊的病理类型为癌肉瘤（carcinosarcoma）及肉瘤样癌（sarcomatoid carcinoma）。其病理成分为同时具有上皮来源和间质双向分化的肿瘤，恶性程度高，侵袭转移能力强，预后差。癌肉瘤为恶性上皮成分含并异源性恶性间质成分构成的复合型恶性肿瘤，肉瘤样癌为具有肉瘤样成分的癌。癌肉瘤是多能干细胞向肉瘤和癌两个方向分化形成，肉瘤样癌中的肉瘤样成分是癌细胞向肉瘤样异向分化形成，本质是癌。癌肉瘤及肉瘤样癌好发于老年人，临床表现与原发性肉瘤相似。

本病确诊仍靠病理学。影像学及膀胱镜检无特异性，但B超、CT及MRI可发现膀胱占位性病变。肉瘤镜下表现为长梭形，排列成束状，纵横交织，也可成漩涡状、栅栏状及血管外皮瘤样排列，可伴有坏死，细胞间质可见胶原纤维及灶性淋巴细胞、浆细胞浸润。胞质丰富，嗜伊红，可见核旁圆形和卵圆形空泡，胞核较大，位于细胞中央，梭形或棒状，部分胞核两端钝圆呈"雪茄烟"样，典型者数行细胞核相平行，核染色质细，散在分布，核仁大而清楚。免疫组化上皮性标志物（CK、EMA以及keratin等）阴性，间质标志物（Vimentin、Desmin、Myoglobin以及S-100等）阳性。癌肉瘤中癌性成分上皮性标志物阳性，肉瘤样成分Vimentin或与不同分化相对应的特异性标记物阳性，肉瘤样癌间质成分除表达间质标记物外，还可见灶性或片状上皮性标记物表达。

2 治疗

2.1 外科治疗

恶性程度高的膀胱肉瘤，就诊时多数已侵及肌层或膀胱外。一经确诊，应立即行RC（表2-7-10）。

表 2-7-10 膀胱肉瘤手术治疗推荐意见

膀胱肉瘤手术治疗推荐意见	推荐等级
T1-T4a 期的膀胱 SCC 首选 RC	强
T4b 期及有远处转移者，若一般情况较好，亦可行姑息性 RC	弱
术前影像学评估区域淋巴结阳性者，行盆腔淋巴结清扫（范围包括双侧髂总、髂外、髂内和闭孔淋巴结）	强
术前评估区域淋巴结阴性者，行盆腔淋巴结清扫	弱

2.2 辅助治疗

（1）化疗：对可切除的膀胱肉瘤，用否新辅助化疗意见不同。134 例高危肉瘤（任何级别的肿瘤直径>8cm，II/III 级肿瘤<8cm，II/III 级肿瘤局部复发，肿瘤不完整切除）接受新辅助化疗（阿霉素+异环磷酰胺）后并无明显获益，接受新辅助化疗 5 年 PFS 为 56%，未接受新辅助化疗组 5 年 PFS 为 52%（P=0.3548）。另一项前瞻性研究发现，肿瘤高级别且直径大于 10cm 者从新辅助化疗获益。荟萃分析发现术后辅助化疗可提高 PFS，但能否延长 OS 仍不确定。一项 1953 例的荟萃分析显示，基于阿霉素的化疗可延迟局部和远处复发，并提高 OS。两项 EORTC 研究发现，基于阿霉素的化疗可提高 40 岁以上男性的 PFS，而女性及 40 岁以下男性接受化疗后 COS。

对进展期、无法切除、转移性肿瘤，目前单药（达卡巴嗪，阿霉素，表柔比星以及异环磷酰胺）或基于蒽环霉素方案（阿霉素/表柔比星+异环磷酰胺和/或达卡巴嗪）可作为整合治疗方案，其他化疗药物如吉西他滨、多西他赛、长春瑞滨、替莫唑胺也可作为药物选择方案。

（2）放疗：放疗可用于膀胱肉瘤的新辅助、辅助或主要疗法。新辅助放疗可降低手术操作中肿瘤种植的概率，可能不缩小瘤体，但可降低肿瘤复发风险。新辅助放疗主要副作用为切口愈合并发症。对切缘阳性者，术后辅助放疗可有效控制复发。术后辅助放疗的随机对照试验较少，建议术后8周内进行，避免出现晚期纤维化及肿瘤复发，应权衡风险与获益。

（3）靶向药物治疗：培唑帕尼（多靶点丝氨酸激酶抑制剂），在一项 III 期临床试验（EORTC 62072）中发现，369例接受基于蒽环霉素化疗方案失败的患者，培唑帕尼显著延长中位 PFS（4.6个月 vs. 1.6个月，安慰剂组）。生活治疗评分无显著差异。伊马替尼/舒尼替尼在进展或转移性患者可发挥作用（表2-7-11）。

表2-7-11　膀胱肉瘤系统治疗推荐意见

膀胱肉瘤系统治疗推荐意见	推荐等级
对任何级别肿瘤直径>8cm，II/III级肿瘤<8cm，II/III级肿瘤局部复发，肿瘤不完整切除者，推荐新辅助化疗（阿霉素为主的单药或联合化疗方案）	强

膀胱肉瘤系统治疗推荐意见	推荐等级
对有远处转移或局部不能切除的晚期膀胱尿管癌，首选系统化疗（基于阿霉素为主的单药或联合化疗方案）	强
对切缘阳性、淋巴结阳性等合并高危因素者，酌情给予术后辅助化疗	弱
对术前局部临床分期较高（T2及以上）患者，给予术前新辅助放疗	弱
对切缘和淋巴结阳性合并高危因素者，酌情给予辅助放疗，可降低复发	弱
对蒽环霉素化疗失败、肿瘤进展的膀胱肉瘤，可予培唑帕尼靶向治疗	弱

2.3 横纹肌肉瘤治疗

横纹肌肉瘤发生率较低，大部分为单中心回顾性治疗，系统性大规模治疗试验较少。两项回顾性研究显示，横纹肌肉瘤对化疗有高反应率（75%和82%），显著延长了生存时间。其中在MD德森癌症中心研究中，对化疗敏感10年无转移生存率为72%，对化疗反应低者仅19%。在丹娜法伯癌症研究院研究中，化疗后达到CR的5年OS为57%，而化疗反应较差的5年OS则为7%。国际合作小组建议，长春新碱+放线菌素D+环磷酰胺（VAC）方案作为治疗非转移性横纹肌肉瘤的标准整合化疗方案。儿童肿瘤协作组（COG）一项随机试验（D9803），对中危横纹肌肉瘤加入拓扑替康与VAC方案相比，无显著优点，4年无失败存活率为73%和68%。另一项研究（D9602）显示对新诊断的低危横纹肌肉瘤，接受长春新碱+放线菌素 D 与接受 VAC 方案治疗的5年无失败存活率相近（89% 和 85%）。证明长春新碱+放线菌素 D 可作为新诊断低危横纹肌肉瘤的整合治疗方案。横纹肌肉瘤主要发生于青少年，对成人横纹肌肉瘤的治疗目前尚无明确可选择的治疗方案，仍主要用 VAC 方案治疗。

第五节　未分化癌（小细胞癌 Small cell carcinoma）

膀胱小细胞癌指含有小细胞癌成分的膀胱肿瘤，好发于膀胱两侧壁和膀胱底部，在所有膀胱恶性肿瘤不到1%。男性多于女性，占比约为3∶1。吸烟为主要致癌因素，膀胱结石、慢性膀胱炎也是小细胞癌的危险因素。

1　临床表现

膀胱小细胞癌的症状与 UC 相似。最常见症状为无痛性肉眼血尿，其他常见症状包括排尿困难、尿路梗阻、盆腔疼痛、尿路感染等。可能会出现全身症状，如食欲减退、体重减轻、疲乏等。膀胱小细胞癌瘤体直径常较大，平均约5cm。与 UC 相似，膀胱小细胞癌主要通过淋巴转移，不同点是更具侵袭性，更早发生转移，最常见的转移部位依次为淋巴结、肝脏、肺和脑。膀胱小细胞癌的诊断同UC，但应考虑有无远处转移。膀胱小细胞癌与膀胱UC在CT上的区别是：膀胱小细胞癌广基、无蒂、息肉样改变，向膀胱壁内浸润明显，在未出现膀胱邻近器官或淋巴结转移时常已侵犯膀胱全层。

2　诊断

膀胱小细胞癌靠经尿道膀胱电切术取下的标本，病理学为主要诊断依据。根据WHO分类，任何含有小细胞癌成分的膀胱肿瘤均被当作小细胞癌。膀胱小细胞癌的组织学表现与肺小细胞癌相似，病理学特征为零散、相互孤立、圆形、大小均匀的小细胞，相邻肿瘤细胞缺乏巢状或腺状结构。免疫组化对细胞分化的诊断具支持作用，嗜铬粒蛋白A染色有助于区分高级别UC与膀胱小细胞癌。

3　治疗和预后

对所有组织学含小细胞成分的局限性病变，无论分期如何，均推荐同期放化疗或新辅助化疗，序贯行局部治疗（RC或放疗）。化疗方案一般选择依托泊苷+顺铂，替代方案为异环磷酰胺+多柔比星。膀胱小细胞癌诊断时多数已属晚期，常规治疗效果欠佳，手术治疗仍是选项之一。膀胱小细胞癌易于转移，预后差，平均生存期为11个月（表2-7-12）。

表2-7-12　膀胱小细胞癌系统治疗推荐意见

膀胱小细胞癌系统治疗推荐意见	推荐等级
新辅助化疗+RC+术后辅助化疗/放疗（化疗方案首选依托泊苷+顺铂）	弱
同步放化疗	弱
小细胞癌易转移，预后差，应行肿瘤内科整合治疗	弱

第六节　混合细胞癌（尿路上皮肿瘤的变异）

混合细胞癌是指原发于膀胱的两种不同类型恶性肿瘤同时出现或并存。80%UC将包含一些混合型分化，以鳞癌最常见，其他包括腺癌、微乳头、巢状、浆细胞样以及肉瘤样分化等。混合细胞癌病程进展快，恶性程度高，预后极差，治疗上建议行RC。RC后无证据表明辅助化疗有效（小细胞癌除外）。如含有小细胞癌的成分，RC术后根据分期选择小细胞癌的辅助化疗方案。有研究表明，铂类新辅助化疗加膀胱切除方案较单纯膀胱切除术的生存获益比单纯UC者更大，表明新辅助化疗是浸润性混合分化UC在RC前的合适治疗方法（表2-7-13）。

表 2-7-13 膀胱混合细胞癌系统治疗推荐意见

膀胱混合细胞癌系统治疗推荐意见	推荐等级
新辅助化疗+RC+术后辅助化疗（化疗方案首选依托泊苷+顺铂）	弱
混合细胞癌易转移，恶性程度高，预后较差，肿瘤内科整合治疗（放化疗/免疫抑制剂治疗/靶向治疗）	弱

第七节 其他类型

1 恶性纤维组织细胞瘤

罕见肿瘤，肉眼血尿常见，发现时体积较大，侵及膀胱全层。确诊后行RC，但易局部复发和远处转移。术后生存短，多死于广泛转移。放化疗作用不明显。

2 原发神经外胚层瘤

极罕见，表现尿频、尿痛、血尿、急迫性尿失禁，严重时出现下肢淋巴水肿。肿瘤高度恶性，生长极快，就诊时常侵犯到膀胱外，预后极差。

3 恶性外周神经鞘瘤

极罕见，可能起源于膀胱自主神经从神经鞘。高度恶性，生长极快，初次手术2个月后复发或转移，预后极差。

4　血管外皮细胞瘤

极罕见，临床表现为慢性增大的无痛性肿块，肿瘤有假性包膜，瘤中常伴出血和坏死区，可发生进行性排尿梗阻症状，伴腹股沟疼痛，易发生急性尿潴留。尽管表现为良性肿瘤发展过程，但50%最终发生转移。

5　黑色素瘤

原发性膀胱黑色素瘤极罕见，截至2017年1月全世界仅报道30例，发病年龄34-84岁，男女无明显差别。细胞起源难以确定，尿道发生率高于膀胱。多数继发于皮肤黑色素瘤转移。与UC相似，肉眼血尿为最常见临床表现。原发性黑色素瘤的治疗手段为RC，但预后较差，约2/3病人3年内死亡。

6　淋巴瘤

膀胱淋巴瘤多由系统性淋巴瘤转移引起，原发性极少。最常见为弥漫大B细胞淋巴瘤和黏膜相关淋巴组织结节外周淋巴瘤。女性较常见。原发肿瘤多局限，分级低。主要以血液内科整合治疗为主，局部放疗效果可，预后较好。

7 和膀胱副神经节瘤

膀胱副神经节瘤占膀胱肿瘤的0.05%，可能源于膀胱逼尿肌的交感神经丛，恶性病例仅为10%。发病年龄较UC年轻，平均43岁。临床症状与肾上腺嗜铬细胞瘤类似，表现为排尿时阵发性高血压，头晕，视物模糊，大汗。如考虑该病，膀胱镜检前应予α受体阻滞剂。膀胱镜检表现为孤立的黏膜下或壁内结节。碘131间位碘代苄胍（MIBG）作为定位小型嗜铬细胞瘤的首选方法，特异性超过90%。标准治疗是膀胱部分切除或RC并盆腔淋巴结切除，围术期处理同肾上腺嗜铬细胞瘤。该瘤在病理上难判断良恶性，术后随访很重要。

8 膀胱假性瘤

极罕见，低度恶性，组织起源不明，病理表现为梭形细胞，和平滑肌肉瘤难以区分。肿瘤局部切除后复发和转移极罕见。如诊断明确，根据肿瘤大小行经尿道膀胱肿瘤电切术或膀胱部分切除术即可；但诊断不能与肉瘤区分，建议行RC。其他明确为良性膀胱肿瘤如膀胱海绵状血管瘤、膀胱壁纤维瘤、膀胱平滑肌瘤，进行局部切除或膀胱部分切除。

参考文献

[1] EPSTEIN J I，AMIN M B，REUTER V R，et al. The World Health Organization/International Society of Urological Pathology consensus classification of urothelial（transitional cell）neoplasms of the urinary bladder. Bladder Consensus Conference Committee [J]. The American journal of surgical pathology，1998，22（12）：1435-48.

[2] https：//seer.cancer.gov/statfacts/html/urinb.html.

[3] 北京市疾病预防控制中心/北京市预防医学研究中心，北京市卫生与人群健康状况报告.首都公共卫生 2016：11.

[4] JEMAL A，SIEGEL R，XU J，et al. Cancer statistics，2010 [J]. Ca A Cancer Journal for Clinicians，2020：70（1）：7-30.

[5] 方冬、李学松.上尿路尿路上皮癌诊断与治疗中国专家共识[J].中华泌尿外科杂志，2018，39（07）：485-8.

[6] 袁易初、张楠、黄吉炜，等.肿瘤大体形态与上尿路尿路上皮癌患者预后的相关性分析 [J].中华泌尿外科杂志，2020，41（5）：334-340.

[7] OSCH F H V，JOCHEMS S H，SCHOOTEN F J V，et al. Quantified relations between exposure to tobacco smoking and bladder cancer risk：a meta-analysis of 89 observational studies [J]. International Journal of Epidemiology，2016：45（3）：857-870.

[8] 樊代明.整合肿瘤学·临床卷[M].北京：科学出版社，2021.

[9] BURGER M，CATTO J，DA LBAGNI G，et al. Epidemiology and risk factors of urothelial bladder cancer [J]. European urology，2013，63（2）：234-41.

[10] AUDENET F，ISHARWAL S，CHA E K，et al. Clonal Relatedness and Mutational Differences between Upper Tract and Bladder Urothelial Carcinoma [J]. Clinical cancer research：an

official journal of the American Association for Cancer Research, 2019, 25 (3): 967-76.

[11] 黄文斌, 程亮. 膀胱浸润性尿路上皮癌组织学亚型及其分子病理学研究进展 [J]. 中华病理学杂志 2021 年 50 卷 2 期 155-158 页 MEDLINE ISTIC PKU CSCD, 2021.

[12] TAKAHARA T, MURASE Y, TSUZUKI T. Urothelial carcinoma: variant histology, molecular subtyping, and immunophenotyping significant for treatment outcomes [J]. Pathology, 2021, 53 (1): 56-66.

[13] MOSCHINI M, D'ANDREA D, KORN S, et al. Characteristics and clinical significance of histological variants of bladder cancer [J]. Nature reviews Urology, 2017, 14 (11): 651-68.

[14] LOBO N, SHARIAT S F, GUO C C, et al. What Is the Significance of Variant Histology in Urothelial Carcinoma? [J]. European urology focus, 2020, 6 (4): 653-63.

[15] BABJUK M, BURGER M, COMPéRAT E M, et al. European Association of Urology Guidelines on Non-muscle-invasive Bladder Cancer (TaT1 and Carcinoma In Situ) - 2019 Update [J]. European urology, 2019, 76 (5): 639-57.

[16] HUMPHREY P A, MOCH H, CUBILLA A L, et al. The 2016 WHO Classification of Tumours of the Urinary System and Male Genital Organs-Part B: Prostate and Bladder Tumours [J]. European urology, 2016, 70 (1): 106-19.

[17] NECCHI A, RAGGI D, GALLINA A, et al. Impact of Molecular Subtyping and Immune Infiltration on Pathological Response and Outcome Following Neoadjuvant Pembrolizumab in Muscle-invasive Bladder Cancer [J]. European urology, 2020, 77 (6): 701-10.

[18] WARRICK J I. Clinical Significance of Histologic Variants of Bladder Cancer [J]. Journal of the National Comprehensive Can-

泌尿系肿瘤

参考文献

cer Network: JNCCN, 2017, 15 (10): 1268-74.

[19] MOSCHINI M, SHARIAT S F, LUCIANò R, et al. Pure but Not Mixed Histologic Variants Are Associated With Poor Survival at Radical Cystectomy in Bladder Cancer Patients [J]. Clinical genitourinary cancer, 2017, 15 (4): e603-e7.

[20] LOPEZ-BELTRAN A, HENRIQUES V, MONTIRONI R, et al. Variants and new entities of bladder cancer [J]. Histopathology, 2019, 74 (1): 77-96.

[21] COHEN A J, PACKIAM V, NOTTINGHAM C, et al. Upstaging of nonurothelial histology in bladder cancer at the time of surgical treatment in the National Cancer Data Base [J]. Urologic oncology, 2017, 35 (1): 34.e1-.e8.

[22] ROUPRêT M, BABJUK M, BURGER M, et al. European Association of Urology Guidelines on Upper Urinary Tract Urothelial Carcinoma: 2020 Update [J]. European urology, 2021, 79 (1): 62-79.

[23] HORIUCHI K, TSUBOI N, SHIMIZU H, et al. High-frequency endoluminal ultrasonography for staging transitional cell carcinoma of the bladder [J]. Urology, 2000, 56 (3): 404-7.

[24] GUO S, XU P, ZHOU A, et al. Contrast-Enhanced Ultrasound Differentiation Between Low- and High- Grade Bladder Urothelial Carcinoma and Correlation With Tumor Microvessel Density [J]. Journal of ultrasound in medicine: official journal of the American Institute of Ultrasound in Medicine, 2017, 36 (11): 2287-97.

[25] TADIN T, SOTOSEK S, RAHELIĆ D, et al. Diagnostic accuracy of ultrasound T-staging of the urinary bladder cancer in comparison with histology in elderly patients [J]. Collegium antropologicum, 2014, 38 (4): 1123-6.

[26] TRITSCHLER S, MOSLER C, STRAUB J, et al. Staging of

muscle-invasive bladder cancer: can computerized tomography help us to decide on local treatment? [J]. World journal of urology, 2012, 30 (6): 827-31.

[27] BROWNE R F, MURPHY S M, GRAINGER R, et al. CT cystography and virtual cystoscopy in the assessment of new and recurrent bladder neoplasms [J]. European journal of radiology, 2005, 53 (1): 147-53.

[28] HUANG L, KONG Q, LIU Z, et al. The Diagnostic Value of MR Imaging in Differentiating T Staging of Bladder Cancer: A Meta-Analysis [J]. Radiology, 2018, 286 (2): 502-11.

[29] VAN DER POL C B, CHUNG A, LIM C, et al. Update on multiparametric MRI of urinary bladder cancer [J]. Journal of magnetic resonance imaging: JMRI, 2018, 48 (4): 882-96.

[30] MERTENS L S, BRUIN N M, VEGT E, et al. Catheter-assisted 18F-FDG-PET/CT imaging of primary bladder cancer: a prospective study [J]. Nuclear medicine communications, 2012, 33 (11): 1195-201.

[31] VARGAS H A, AKIN O, SCHöDER H, et al. Prospective evaluation of MRI, ^{11}C - acetate PET / CT and contrast-enhanced CT for staging of bladder cancer [J]. European journal of radiology, 2012, 81 (12): 4131-7.

[32] NAYAK B, DOGRA P N, NASWA N, et al. Diuretic 18F-FDG PET/CT imaging for detection and locoregional staging of urinary bladder cancer: prospective evaluation of a novel technique [J]. European journal of nuclear medicine and molecular imaging, 2013, 40 (3): 386-93.

[33] APOLO A B, RICHES J, SCHöDER H, et al. Clinical value of fluorine-18 2-fluoro-2-deoxy-D-glucose positron emission tomography/computed tomography in bladder cancer [J]. Journal of clinical oncology: official journal of the American Soci-

ety of Clinical Oncology, 2010, 28 (25): 3973-8.

[34] SOUBRA A, HAYWARD D, DAHM P, et al. The diagnostic accuracy of 18F-fluorodeoxyglucose positron emission tomography and computed tomography in staging bladder cancer: a single-institution study and a systematic review with meta-analysis [J]. World journal of urology, 2016, 34 (9): 1229-37.

[35] YOON H J, YOO J, KIM Y, et al. Enhanced Application of 18F-FDG PET/CT in Bladder Cancer by Adding Early Dynamic Acquisition to a Standard Delayed PET Protocol [J]. Clinical nuclear medicine, 2017, 42 (10): 749-55.

[36] AARONSON D S, WALSH T J, SMITH J F, et al. Meta-analysis: does lidocaine gel before flexible cystoscopy provide pain relief? [J]. BJU international, 2009, 104 (4): 506-9; discussion 9-10.

[37] KRAJEWSKI W, KOŚCIELSKA-KASPRZAK K, RYMASZE-WSKA J, et al. How different cystoscopy methods influence patient sexual satisfaction, anxiety, and depression levels: a randomized prospective trial [J]. Quality of life research: an international journal of quality of life aspects of treatment, care and rehabilitation, 2017, 26 (3): 625-34.

[38] MOWATT G, N'DOW J, VALE L, et al. Photodynamic diagnosis of bladder cancer compared with white light cystoscopy: Systematic review and meta-analysis [J]. International journal of technology assessment in health care, 2011, 27 (1): 3-10.

[39] DRAGA R O, GRIMBERGEN M C, KOK E T, et al. Photodynamic diagnosis (5-aminolevulinic acid) of transitional cell carcinoma after bacillus Calmette-Guérin immunotherapy and mitomycin C intravesical therapy [J]. European urology, 2010, 57 (4): 655-60.

[40] CHOU R，SELPH S，BUCKLEY D I，et al. Comparative Effectiveness of Fluorescent Versus White Light Cystoscopy for Initial Diagnosis or Surveillance of Bladder Cancer on Clinical Outcomes：Systematic Review and Meta-Analysis [J]. The Journal of urology，2017，197（3 Pt 1）：548-58.

[41] ROLEVICH A I，ZHEGALIK A G，MOKHORT A A，et al. Results of a prospective randomized study assessing the efficacy of fluorescent cystoscopy-assisted transurethral resection and single instillation of doxorubicin in patients with non-muscle-invasive bladder cancer [J]. World journal of urology，2017，35（5）：745-52.

[42] KIM S B，YOON S G，TAE J，et al. Detection and recurrence rate of transurethral resection of bladder tumors by narrow-band imaging：Prospective，randomized comparison with white light cystoscopy [J]. Investigative and clinical urology，2018，59（2）：98-105.

[43] DREJER D，BéJI S，MUNK NIELSEN A，et al. Clinical relevance of narrow-band imaging in flexible cystoscopy：the DaBlaCa-7 study [J]. Scandinavian journal of urology，2017，51（2）：120-3.

[44] NAITO S，ALGABA F，BABJUK M，et al. The Clinical Research Office of the Endourological Society（CROES）Multicentre Randomised Trial of Narrow Band Imaging-Assisted Transurethral Resection of Bladder Tumour（TURBT）Versus Conventional White Light Imaging-Assisted TURBT in Primary Non-Muscle-invasive Bladder Cancer Patients：Trial Protocol and 1-year Results [J]. European urology，2016，70（3）：506-15.

[45] PALOU J，SYLVESTER R J，FABA O R，et al. Female gender and carcinoma in situ in the prostatic urethra are prognostic factors for recurrence，progression，and disease-specific mor-

tality in T1G3 bladder cancer patients treated with bacillus Calmette-Guérin [J]. European urology, 2012, 62 (1): 118-25.

[46] BRANT A, DANIELS M, CHAPPIDI M R, et al. Prognostic implications of prostatic urethral involvement in non-muscle-invasive bladder cancer [J]. World journal of urology, 2019, 37 (12): 2683-9.

[47] SUAREZ-IBARROLA R, SORIA F, ABUFARAJ M, et al. Surgical checklist impact on recurrence-free survival of patients with non-muscle -invasive bladder cancer undergoing transurethral resection of bladder tumour [J]. BJU international, 2019, 123 (4): 646-50.

[48] TEOH J Y, MACLENNAN S, CHAN V W, et al. An International Collaborative Consensus Statement on En Bloc Resection of Bladder Tumour Incorporating Two Systematic Reviews, a Two-round Delphi Survey, and a Consensus Meeting [J]. European urology, 2020, 78 (4): 546-69.

[49] ANDERSON C, WEBER R, PATEL D, et al. A 10-Item Checklist Improves Reporting of Critical Procedural Elements during Transurethral Resection of Bladder Tumor [J]. The Journal of urology, 2016, 196 (4): 1014-20.

[50] HURLE R, LAZZERI M, COLOMBO P, et al. "En Bloc" Resection of Nonmuscle Invasive Bladder Cancer: A Prospective Single-center Study [J]. Urology, 2016, 90: 126-30.

[51] KRAMER M W, RASSWEILER J J, KLEIN J, et al. En bloc resection of urothelium carcinoma of the bladder (EBRUC): a European multicenter study to compare safety, efficacy, and outcome of laser and electrical en bloc transurethral resection of bladder tumor [J]. World journal of urology, 2015, 33 (12): 1937-43.

[52] RICHTERSTETTER M, WULLICH B, AMANN K, et al.

The value of extended transurethral resection of bladder tumour （TURBT） in the treatment of bladder cancer [J]. BJU international，2012，110 （2 Pt 2）：E76-9.

[53] CUMBERBATCH M G K，FOERSTER B，CATTO J W F，et al. Repeat Transurethral Resection in Non-muscle-invasive Bladder Cancer：A Systematic Review [J]. European urology，2018，73 （6）：925-33.

[54] NASELLI A，HURLE R，PAPARELLA S，et al. Role of Restaging Transurethral Resection for T1 Non-muscle invasive Bladder Cancer：A Systematic Review and Meta-analysis [J]. European urology focus，2018，4 （4）：558-67.

[55] PALOU J，PISANO F，SYLVESTER R，et al. Recurrence，progression and cancer-specific mortality according to stage at re-TUR in T1G3 bladder cancer patients treated with BCG：not as bad as previously thought [J]. World journal of urology，2018，36 （10）：1621-7.

[56] HASHINE K，IDE T，NAKASHIMA T，et al. Results of second transurethral resection for high-grade T1 bladder cancer [J]. Urology annals，2016，8 （1）：10-5.

[57] EROGLU A，EKIN R G，KOC G，et al. The prognostic value of routine second transurethral resection in patients with newly diagnosed stage pT1 non-muscle-invasive bladder cancer：results from randomized 10-year extension trial [J]. International journal of clinical oncology，2020，25 （4）：698-704.

[58] GRIMM M O，STEINHOFF C，SIMON X，et al. Effect of routine repeat transurethral resection for superficial bladder cancer：a long-term observational study [J]. The Journal of urology，2003，170 （2 Pt 1）：433-7.

[59] GORDON P C，THOMAS F，NOON A P，et al. Long-term Outcomes from Re-resection for High-risk Non-muscle-invasive Bladder Cancer：A Potential to Rationalize Use [J]. Euro-

泌尿系肿瘤

参考文献

pean urology focus, 2019, 5（4）: 650-7.

[60] MARTIN C, LEISER C L, O'NEIL B, et al. Familial Cancer Clustering in Urothelial Cancer: A Population-Based Case-Control Study [J]. Journal of the National Cancer Institute, 2018, 110（5）: 527-33.

[61] ABUFARAJ M, SHARIAT S, MOSCHINI M, et al. The impact of hormones and reproductive factors on the risk of bladder cancer in women: results from the Nurses' Health Study and Nurses' Health Study II [J]. Int J Epidemiol, 2020, 49（2）: 599-607.

[62] MEILLEROUX J, DANIEL G, AZIZA J, et al. One year of experience using the Paris System for Reporting Urinary Cytology [J]. Cancer cytopathology, 2018, 126（6）: 430-6.

[63] FIGUEROA J D, YE Y, SIDDIQ A, et al. Genome-wide association study identifies multiple loci associated with bladder cancer risk [J]. Human molecular genetics, 2014, 23（5）: 1387-98.

[64] KATES M, BALL M W, CHAPPIDI M R, et al. Accuracy of urethral frozen section during radical cystectomy for bladder cancer [J]. Urologic oncology, 2016, 34（12）: 532.e1-.e6.

[65] VON RUNDSTEDT F C, MATA D A, SHEN S, et al. Transurethral biopsy of the prostatic urethra is associated with final apical margin status at radical cystoprostatectomy [J]. Journal of clinical urology, 2016, 9（6）: 404-8.

[66] SYLVESTER R J, VAN DER MEIJDEN A P, OOSTER-LINCK W, et al. Predicting recurrence and progression in individual patients with stage Ta T1 bladder cancer using EORTC risk tables: a combined analysis of 2596 patients from seven EORTC trials [J]. European urology, 2006, 49（3）: 466-5; discussion 75-7.

[67] YAFI F A, BRIMO F, STEINBERG J, et al. Prospective

analysis of sensitivity and specificity of urinary cytology and other urinary biomarkers for bladder cancer [J]. Urologic oncology, 2015, 33（2）: 66.e25-31.

[68] KARAKIEWICZ P I, BENAYOUN S, ZIPPE C, et al. Institutional variability in the accuracy of urinary cytology for predicting recurrence of transitional cell carcinoma of the bladder [J]. BJU international, 2006, 97（5）: 997-1001.

[69] SORIA F, DROLLER M J, LOTAN Y, et al. An up-to-date catalog of available urinary biomarkers for the surveillance of non-muscle invasive bladder cancer [J]. World journal of urology, 2018, 36（12）: 1981-95.

[70] 徐兰锋，朱丹，袁潮. 生存蛋白在膀胱癌患者尿液脱落细胞中的表达及临床相关性研究 [J]. 中国实验诊断学，2020，24（02）: 316-9.

[71] RUAN W, CHEN X, HUANG M, et al. A urine-based DNA methylation assay to facilitate early detection and risk stratification of bladder cancer [J]. Clinical epigenetics, 2021, 13（1）: 91.

[72] CHEN X, ZHANG J, RUAN W, et al. Urine DNA methylation assay enables early detection and recurrence monitoring for bladder cancer [J]. The Journal of clinical investigation, 2020, 130（12）: 6278-89.

[73] 杨婧，索杰，高海锋. 尿液核基质蛋白22联合膀胱肿瘤抗原检测对膀胱癌的诊断价值 [J]. 肿瘤研究与临床，2020，32（11）: 772-5.

[74] KIM P II, SUKHU R, CORDON B H, et al. Reflex fluorescence in situ hybridization assay for suspicious urinary cytology in patients with bladder cancer with negative surveillance cystoscopy [J]. BJU international, 2014, 114（3）: 354-9.

[75] TODENHÖFER T, HENNENLOTTER J, GUTTENBERG P, et al. Prognostic relevance of positive urine markers in patients

with negative cystoscopy during surveillance of bladder cancer [J]. BMC cancer, 2015, 15: 155.

[76] BEUKERS W, VAN DER KEUR K A, KANDIMALLA R, et al. FGFR3, TERT and OTX1 as a Urinary Biomarker Combination for Surveillance of Patients with Bladder Cancer in a Large Prospective Multicenter Study [J]. The Journal of urology, 2017, 197 (6): 1410-8.

[77] LOTAN Y, INMAN B A, DAVIS L G, et al. Evaluation of the Fluorescence In Situ Hybridization Test to Predict Recurrence and/or Progression of Disease after bacillus Calmette-Guérin for Primary High Grade Nonmuscle Invasive Bladder Cancer: Results from a Prospective Multicenter Trial [J]. The Journal of urology, 2019, 202 (5): 920-6.

[78] LIEM E, ODDENS J R, VERNOOIJ R W M, et al. The Role of Fluorescence In Situ Hybridization for Predicting Recurrence after Adjuvant bacillus Calmette-Guérin in Patients with Intermediate and High Risk Nonmuscle Invasive Bladder Cancer: A Systematic Review and Meta-Analysis of Individual Patient Data [J]. The Journal of urology, 2020, 203 (2): 283-91.

[79] PALOU J, BRAUSI M, CATTO J W F. Management of Patients with Normal Cystoscopy but Positive Cytology or Urine Markers [J]. European urology oncology, 2020, 3 (4): 548-54.

[80] KONETY B, SHORE N, KADER A K, et al. Evaluation of Cxbladder and Adjudication of Atypical Cytology and Equivocal Cystoscopy [J]. European urology, 2019, 76 (2): 238-43.

[81] D'ANDREA D, SORIA F, ZEHETMAYER S, et al. Diagnostic accuracy, clinical utility and influence on decision-making of a methylation urine biomarker test in the surveillance of

non-muscle-invasive bladder cancer [J]. BJU international, 2019, 123 (6): 959-67.

[82] VALENBERG F, HIAR A M, WALLACE E, et al. Prospective Validation of an mRNA-based Urine Test for Surveillance of Patients with Bladder Cancer [J]. European urology, 2019, 75 (5): 853-60.

[83] ROUPRET M, GONTERO P, MCCRACKEN S R C, et al. Diagnostic Accuracy of MCM5 for the Detection of Recurrence in Nonmuscle Invasive Bladder Cancer Followup: A Blinded, Prospective Cohort, Multicenter European Study [J]. The Journal of urology, 2020, 204 (4): 685-90.

[84] STARKE N, SINGLA N, HADDAD A, et al. Long-term outcomes in a high-risk bladder cancer screening cohort [J]. BJU international, 2016, 117 (4): 611-7.

[85] VAN DER MOLEN A J, COWAN N C, MUELLER-LISSE U G, et al. CT urography: definition, indications and techniques. A guideline for clinical practice [J]. European radiology, 2008, 18 (1): 4-17.

[86] ROUPRêT M, BABJUK M, COMPéRAT E, et al. European Association of Urology Guidelines on Upper Urinary Tract Urothelial Carcinoma: 2017 Update [J]. European urology, 2018, 73 (1): 111-22.

[87] JANISCH F, SHARIAT S F, BALTZER P, et al. Diagnostic performance of multidetector computed tomographic (MDC-TU) in upper tract urothelial carcinoma (UTUC): a systematic review and meta-analysis [J]. World journal of urology, 2020, 38 (5): 1165-75.

[88] ROJAS C P, CASTLE S M, LLANOS C A, et al. Low biopsy volume in ureteroscopy does not affect tumor biopsy grading in upper tract urothelial carcinoma [J]. Urologic oncology, 2013, 31 (8): 1696-700.

[89] TANAKA H, YOSHIDA S, KOMAI Y, et al. Clinical Value of 18F-Fluorodeoxyglucose Positron Emission Tomography / Computed Tomography in Upper Tract Urothelial Carcinoma: Impact on Detection of Metastases and Patient Management [J]. Urologia internationalis, 2016, 96 (1): 65-72.

[90] VOSKUILEN C S, SCHWEITZER D, JENSEN J B, et al. Diagnostic Value of (18) F-fluorodeoxyglucose Positron Emission Tomography with Computed Tomography for Lymph Node Staging in Patients with Upper Tract Urothelial Carcinoma [J]. European urology oncology, 2020, 3 (1): 73-9.

[91] ZATTONI F, INCERTI E, COLICCHIA M, et al. Comparison between the diagnostic accuracies of 18F-fluorodeoxyglucose positron emission tomography / computed tomography and conventional imaging in recurrent urothelial carcinomas: a retrospective, multicenter study [J]. Abdominal radiology (New York), 2018, 43 (9): 2391-9.

[92] MALM C, GRAHN A, JAREMKO G, et al. Diagnostic accuracy of upper tract urothelial carcinoma: how samples are collected matters [J]. Scandinavian journal of urology, 2017, 51 (2): 137 45.

[93] COSENTINO M, PALOU J, GAYA J M, et al. Upper urinary tract urothelial cell carcinoma: location as a predictive factor for concomitant bladder carcinoma [J]. World journal of urology, 2013, 31 (1): 141-5.

[94] DEFIDIO L, ANTONUCCI M, DE DOMINICIS M, et al. Thulium-Holmium: YAG Duo Laser in Conservative Upper Tract Urothelial Cancer Treatment: 13 Years Experience from a Tertiary National Referral Center [J]. Journal of endourology, 2019, 33 (11): 902-8.

[95] Gallioli Andrea, Boissier Romain, Territo Angelo, VilaReyes Helena, Sanguedolce Francesco, Gaya Josep Maria, Regis

Federica, Subiela José Daniel, Palou Joan, Breda Alberto. Adjuvant single-dose upper urinary tract instillation of mitomycin C after therapeutic ureteroscopy for upper tract urothelial carcinoma: a single-centre prospective non-randomized trial. [J]. Journal of endourology, 2020, 34 (5): 573-580

[96] Current Evidence of Transurethral En-bloc Resection of Non-muscle Invasive Bladder Cancer: Update 2016. European Urology Focus 2017: 3 (6).

[97] NASELLI A, HURLE R, PAPARELLA S, et al. Role of Re-staging Transurethral Resection for T1 Non - muscle invasive Bladder Cancer: A Systematic Review and Meta-analysis [J]. European urology focus, 2017: S2405456917300068.

[98] HASHINE K, IDE T, NAKASHIMA T, et al. Results of second transurethral resection for high-grade T1 bladder cancer [J]. Urology annals, 2015, 8 (1).

[99] BALTACı S, BOZLU M, YıLDıRıM A, et al. Significance of the interval between first and second transurethral resection on recurrence and progression rates in patients with high-risk non-muscle-invasive bladder cancer treated with maintenance intravesical Bacillus Calmette-Guérin [J]. BJU international, 2015.

[100] BROCKS C P, BüTTNER H, BöHLE A. Inhibition of tumor implantation by intravesical gemcitabine in a murine model of superficial bladder cancer [J]. The Journal of urology, 2005, 174 (3): 1115-8.

[101] CHANG, SAM S. Re: Systematic Review and Individual Patient Data Meta-Analysis of Randomized Trials Comparing a Single Immediate Instillation of Chemotherapy after Transurethral Resection with Transurethral Resection Alone in Patients with Stage pTa-pT1 Urothelial Carcinoma of the Bladder: Which Patients Benefit from the Instillation? [J]. Journal of

Urology，2017，197（5）：1219.

[102] ABERN M R，OWUSU R A，ANDERSON M R，et al. Perioperative intravesical chemotherapy in non-muscle-invasive bladder cancer：a systematic review and meta-analysis [J]. Journal of the National Comprehensive Cancer Network：JNCCN，2013，11（4）：477-84.

[103] PERLIS N，ZLOTTA A R，BEYENE J，et al. Immediate post-transurethral resection of bladder tumor intravesical chemotherapy prevents non-muscle-invasive bladder cancer recurrences：an updated meta-analysis on 2548 patients and quality-of-evidence review [J]. European urology，2013，64（3）：421-30.

[104] SYLVESTER R J，OOSTERLINCK W，HOLMANG S，et al. Systematic Review and Individual Patient Data Meta-analysis of Randomized Trials Comparing a Single Immediate Instillation of Chemotherapy After Transurethral Resection with Transurethral Resection Alone in Patients with Stage pTa-pT1 Urothelial Carcinoma of the Bladder：Which Patients Benefit from the Instillation? [J]. European urology，2016，69（2）：231-44.

[105] MAHRAN A，BUKAVINA L，MISHRA K，et al. Bladder irrigation after transurethral resection of superficial bladder cancer：a systematic review of the literature [J]. The Canadian journal of urology，2018，25（6）：9579-84.

[106] ZHOU Z，ZHAO S，LU Y，et al. Meta-analysis of efficacy and safety of continuous saline bladder irrigation compared with intravesical chemotherapy after transurethral resection of bladder tumors [J]. World journal of urology，2019，37（6）：1-10.

[107] GOFRIT O N，PODE D，PIZOV G，et al. The natural history of bladder carcinoma in situ after initial response to bacillus

Calmette-Gúerin immunotherapy [J]. Urologic oncology, 2009, 27 (3): 258-62.

[108] ELMAMOUN M H, CHRISTMAS T J, WOODHOUSE C R. Destruction of the bladder by single dose Mitomycin C for low-stage transitional cell carcinoma (TCC) --avoidance, recognition, management and consent [J]. BJU international, 2014, 113 (5b): E34-8.

[109] LIU B, WANG Z, CHEN B, et al. Randomized study of single instillation of epirubicin for superficial bladder carcinoma: long-term clinical outcomes [J]. Cancer investigation, 2006, 24 (2): 160-3.

[110] TüRKERI L, TANıDıR Y, ÇAL Ç, et al. Comparison of the efficacy of single or double intravesical epirubicin instillation in the early postoperative period to prevent recurrences in non-muscle-invasive urothelial carcinoma of the bladder: prospective, randomized multicenter study [J]. Urologia internationalis, 2010, 85 (3): 261-5.

[111] SYLVESTER R J, VAN DER M A, LAMM D L. Intravesical bacillus Calmette-Guerin reduces the risk of progression in patients with superficial bladder cancer: a meta-analysis of the published results of randomized clinical trials [J]. The Journal of urology, 2002, 168 (5): 1964-70.

[112] MALMSTRöM P U, SYLVESTER R J, CRAWFORD D E, et al. An individual patient data meta-analysis of the long-term outcome of randomised studies comparing intravesical mitomycin C versus bacillus Calmette-Guérin for non-muscle-invasive bladder cancer [J]. European urology, 2009, 56 (2): 247-56.

[113] SHANG P F, KWONG J, WANG Z P, et al. Intravesical Bacillus Calmette-Guérin versus epirubicin for Ta and T1 bladder cancer [J]. The Cochrane database of systematic reviews,

2011, (5): Cd006885.

[114] BOSSCHIETER J, NIEUWENHUIJZEN J A, VAN GINKEL T, et al. Value of an Immediate Intravesical Instillation of Mitomycin C in Patients with Non-muscle-invasive Bladder Cancer: A Prospective Multicentre Randomised Study in 2243 patients [J]. European urology, 2018, 73 (2): 226-32.

[115] KAASINEN E, RINTALA E, HELLSTRöM P, et al. Factors explaining recurrence in patients undergoing chemoimmunotherapy regimens for frequently recurring superficial bladder carcinoma [J]. European urology, 2002, 42 (2): 167-74.

[116] GIESBERS A A, VAN HELSDINGEN P J, KRAMER A E. Recurrence of superficial bladder carcinoma after intravesical instillation of mitomycin-C. Comparison of exposure times [J]. British journal of urology, 1989, 63 (2): 176-9.

[117] ARENDS T J, VAN DER HEIJDEN A G, WITJES J A. Combined chemohyperthermia: 10-year single center experience in 160 patients with nonmuscle invasive bladder cancer [J]. The Journal of urology, 2014, 192 (3): 708-13.

[118] ARENDS T J, NATIV O, MAFFEZZINI M, et al. Results of a Randomised Controlled Trial Comparing Intravesical Chemohyperthermia with Mitomycin C Versus Bacillus Calmette-Guérin for Adjuvant Treatment of Patients with Intermediate- and High-risk Non-Muscle-invasive Bladder Cancer [J]. European urology, 2016, 69 (6): 1046-52.

[119] DUCHEK M, JOHANSSON R, JAHNSON S, et al. Bacillus Calmette-Guérin is superior to a combination of epirubicin and interferon -alpha2b in the intravesical treatment of patients with stage T1 urinary bladder cancer. A prospective, randomized, Nordic study [J]. European urology, 2010, 57 (1): 25-31.

[120] 徐佩行, 陆骁霖, 沈益君, 等 . 高危非肌层浸润性膀胱癌

卡介苗灌注的近期疗效与预测因素分析 [J]. 中华泌尿外科杂志，2019，40（1）：20-24.

[121] 孙卫兵，徐万海，于广海，等. 卡介苗膀胱灌注预防中，高危非肌层浸润性膀胱癌复发的疗效及并发症分析 [J]. 中华泌尿外科杂志，2019，40（1）：14-19.

[122] 于浩，李锴文，胡海龙，等. 膀胱灌注国产卡介苗对比表柔比星预防中高危 NMIBC 复发的多中心、随机、对照研究 2 年疗效报告及复发风险因素分析 [J]. 中华泌尿外科杂志，2020，41（10）：724-30.

[123] BOEHM B E，CORNELL J E，WANG H，et al. Efficacy of bacillus Calmette−Guérin Strains for Treatment of Nonmuscle Invasive Bladder Cancer：A Systematic Review and Network Meta−Analysis [J]. The Journal of urology，2017，198（3）：503-10.

[124] GRIMM M O，VAN DER HEIJDEN A G，COLOMBEL M，et al. Treatment of High−grade Non−muscle−invasive Bladder Carcinoma by Standard Number and Dose of BCG Instillations Versus Reduced Number and Standard Dose of BCG Instillations：Results of the European Association of Urology Research Foundation Randomised Phase III Clinical Trial "NIM-BUS" [J]. European urology，2020，78（5）：690-8.

[125] ODDENS J，BRAUSI M，SYLVESTER R，et al. Final results of an EORTC−GU cancers group randomized study of maintenance bacillus Calmette−Guérin in intermediate－and high−risk Ta，T1 papillary carcinoma of the urinary bladder：one−third dose versus full dose and 1 year versus 3 years of maintenance [J]. European urology，2013，63（3）：462-72.

[126] OJEA A，NOGUEIRA J L，SOLSONA E，et al. A multicentre，randomised prospective trial comparing three intravesical adjuvant therapies for intermediate－risk superficial bladder cancer：low−dose bacillus Calmette−Guerin（27 mg）versus

very low-dose bacillus Calmette-Guerin （13.5 mg） versus mitomycin C [J]. European urology，2007，52 （5）：1398-406.

[127] LARSEN E S，NORDHOLM A C，LILLEBAEK T，et al. The epidemiology of bacille Calmette-Guérin infections after bladder instillation from 2002 through 2017：a nationwide retrospective cohort study [J]. BJU international，2019，124 （6）：910-6.

[128] MATSUOKA Y，TAOKA R，KOHASHIGUCHI K，et al. Efficacy and toxicity of intravesical Bacillus Calmette-Guérin therapy in elderly patients with non-muscle-invasive bladder cancer [J]. Current urology，2021，15 （1）：16-21.

[129] DANIELSSON G，MALMSTRöM P U，JAHNSON S，et al. Bladder health in patients treated with BCG instillations for T1G2-G3 bladder cancer - a follow-up five years after the start of treatment [J]. Scandinavian journal of urology，2018，52 （5-6）：377-84.

[130] LOSA A，HURLE R，LEMBO A. Low dose bacillus Calmette-Guerin for carcinoma in situ of the bladder：long-term results [J]. The Journal of urology，2000，163 （1）：68-72；discussion -2.

[131] TAKENAKA A，YAMADA Y，MIYAKE H，et al. Clinical outcomes of bacillus Calmette-Guérin instillation therapy for carcinoma in situ of urinary bladder [J]. International journal of urology：official journal of the Japanese Urological Association，2008，15 （4）：309-13.

[132] JAKSE G，HALL R，BONO A，et al. Intravesical BCG in patients with carcinoma in situ of the urinary bladder：long-term results of EORTC GU Group phase II protocol 30861 [J]. European urology，2001，40 （2）：144-50.

[133] KAASINEN E，WIJKSTRöM H，RINTALA E，et al. Seven-

A B

C

teen-year follow-up of the prospective randomized Nordic CIS study: BCG monotherapy versus alternating therapy with mitomycin C and BCG in patients with carcinoma in situ of the urinary bladder [J]. Scandinavian journal of urology, 2016, 50（5）: 360-8.

[134] PALOU J, BANIEL J, KLOTZ L, et al. Urothelial carcinoma of the prostate [J]. Urology, 2007, 69（1 Suppl）: 50-61.

[135] HERR H W, MILAN T N, DALBAGNI G. BCG-refractory vs. BCG-relapsing non-muscle-invasive bladder cancer: a prospective cohort outcomes study [J]. Urologic oncology, 2015, 33（3）: 108.e1-4.

[136] KAMAT A M, SYLVESTER R J, BöHLE A, et al. Definitions, End Points, and Clinical Trial Designs for Non-Muscle-Invasive Bladder Cancer: Recommendations From the International Bladder Cancer Group [J]. Journal of clinical oncology: official journal of the American Society of Clinical Oncology, 2016, 34（16）: 1935-44.

[137] LERNER S P, TANGEN C M, SUCHAREW H, et al. Failure to achieve a complete response to induction BCG therapy is associated with increased risk of disease worsening and death in patients with high risk non-muscle invasive bladder cancer [J]. Urologic oncology, 2009, 27（2）: 155-9.

[138] MORALES A, HERR H, STEINBERG G, et al. Efficacy and safety of MCNA in patients with nonmuscle invasive bladder cancer at high risk for recurrence and progression after failed treatment with bacillus Calmette-Guérin [J]. The Journal of urology, 2015, 193（4）: 1135-43.

[139] V M M, E G J, NEAL S, et al. Emerging Immunotherapy Options for bacillus Calmette-Guérin Unresponsive Nonmuscle Invasive Bladder Cancer [J]. The Journal of urology,

泌尿系肿瘤

参考文献

2019, 202 (6): 1111-1119.

[140] PACKIAM V T, LAMM D L, BAROCAS D A, et al. An open label, single-arm, phase II multicenter study of the safety and efficacy of CG0070 oncolytic vector regimen in patients with BCG-unresponsive non-muscle-invasive bladder cancer: Interim results [J]. Urologic oncology, 2018, 36 (10): 440-7.

[141] DALBAGNI G, RUSSO P, BOCHNER B, et al. Phase II trial of intravesical gemcitabine in bacille Calmette-Guérin-refractory transitional cell carcinoma of the bladder [J]. Journal of clinical oncology: official journal of the American Society of Clinical Oncology, 2006, 24 (18): 2729-34.

[142] DI LORENZO G, PERDONà S, DAMIANO R, et al. Gemcitabine versus bacille Calmette-Guérin after initial bacille Calmette-Guérin failure in non-muscle-invasive bladder cancer: a multicenter prospective randomized trial [J]. Cancer, 2010, 116 (8): 1893-900.

[143] Gabriel, Jones, Anne et al, Intravesical gemcitabine for non-muscle invasive bladder cancer. Cochrane Database of Systematic Reviews 2012.

[144] DI G L, MARCO R, MAURO R, et al. MP83-01 ELECTROMOTIVE DRUG ADMINISTRATION (EMDA) OF MITOMYCIN C AS FIRST LINE SALVAGE THERAPY IN HIGH RISK "BCG-FAILURE" NON MUSCLE INVASIVE BLADDER CANCER: 3? YEARS FOLLOWUP OUTCOMES [J]. Journal of Urology, 2018, 199 (4): e1115-.

[145] TAN W S, PANCHAL A, BUCKLEY L, et al. Radiofrequency-induced Thermo-chemotherapy Effect Versus a Second Course of Bacillus Calmette-Guérin or Institutional Standard in Patients with Recurrence of Non-muscle-invasive Bladder Cancer Following Induction or Maintenance Bacillus

Calmette-Guérin Therapy (HYMN): A Phase III, Open-label, Randomised Controlled Trial [J]. European urology, 2019, 75 (1): 63-71.

[146] FRITSCHE H M, BURGER M, SVATEK R S, et al. Characteristics and outcomes of patients with clinical T1 grade 3 urothelial carcinoma treated with radical cystectomy: results from an international cohort [J]. European urology, 2010, 57 (2): 300-9.

[147] MOSCHINI M, SHARMA V, DELL'OGLIO P, et al. Comparing long-term outcomes of primary and progressive carcinoma invading bladder muscle after radical cystectomy [J]. BJU international, 2015.

[148] WILLIS D L, FERNANDEZ M I, DICKSTEIN R J, et al. Clinical outcomes of cT1 micropapillary bladder cancer [J]. The Journal of urology, 2015, 193 (4): 1129-34.

[149] RAJ G V, HERR H, SERIO A M, et al. Treatment paradigm shift may improve survival of patients with high risk superficial bladder cancer [J]. The Journal of urology, 2007, 177 (4): 1283-6; discussion 6.

[150] HAUTMANN R E, DE PETRICONI R C, PFEIFFER C, et al. Radical cystectomy for urothelial carcinoma of the bladder without neoadjuvant or adjuvant therapy: long-term results in 1100 patients [J]. European urology, 2012, 61 (5): 1039-47.

[151] RIANNE, J., M., et al. Prediction model for recurrence probabilities after intravesical chemotherapy in patients with intermediate-risk non-muscle-invasive bladder cancer, including external validation [J]. World journal of urology, 2015, 34 (2): 173-80.

[152] CAMBIER S, SYLVESTER R J, COLLETTE L, et al. EORTC Nomograms and Risk Groups for Predicting Recur-

rence, Progression, and Disease-specific and Overall Survival in Non - Muscle-invasive Stage Ta - T1 Urothelial Bladder Cancer Patients Treated with 1 - 3 Years of Maintenance Bacillus Calmette-Guérin [J]. European urology, 2016: 60-9.

[153] Active Surveillance for Low Risk Nonmuscle Invasive Bladder Cancer: A Confirmatory and Resource Consumption Study from the BIAS Project [J]. Journal of Urology, 2018.

[154] NIWA N, MATSUMOTO K, HAYAKAWA N, et al. Comparison of outcomes between ultrasonography and cystoscopy in the surveillance of patients with initially diagnosed TaG1-2 bladder cancers: A matched-pair analysis [J]. Urologic oncology, 2015, 33 (9): 386.e15-.e21.

[155] HOLM?NG S, STR?CK V. Should follow-up cystoscopy in bacillus Calmette-Guérin-treated patients continue after five tumour-free years? [J]. European urology, 2012, 61 (3): 503-7.

[156] 何天基, 葛波. 肌层浸润性膀胱癌新辅助治疗现状及展望 [J]. 临床泌尿外科杂志, 2020, 35 (02): 158-61.

[157] GRIFFITHS G, HALL R, SYLVESTER R, et al. International Phase III Trial Assessing Neoadjuvant Cisplatin, Methotrexate, and Vinblastine Chemotherapy for Muscle-Invasive Bladder Cancer: Long-Term Results of the BA06 30894 Trial [J]. Journal of Clinical Oncology, 2011, 29 (16): 2171-7.

[158] NECCHI A, ANICHINI A, RAGGI D, et al. Pembrolizumab as Neoadjuvant Therapy Before Radical Cystectomy in Patients With Muscle-Invasive Urothelial Bladder Carcinoma (PURE-01): An Open-Label, Single-Arm, Phase II Study [J]. Journal of clinical oncology: official journal of the American Society of Clinical Oncology, 2018, 36 (34):

3353-60.

[159] POWLES T, KOCKX M, RODRIGUEZ-VIDA A, et al. Clinical efficacy and biomarker analysis of neoadjuvant atezolizumab in operable urothelial carcinoma in the ABACUS trial [J]. Nature medicine, 2019, 25 (11): 1706-14.

[160] SHERIF A, VALE C L, ABOL-EINEN H, et al. Neoadjuvant chemotherapy in invasive bladder cancer: update of a systematic review and meta-analysis of individual patient data advanced bladder cancer (ABC) meta-analysis collaboration [J]. European urology, 2005, 48 (9373): 202-6.

[161] YIN M, JOSHI M, MEIJER R P, et al. Neoadjuvant Chemotherapy for Muscle-Invasive Bladder Cancer: A Systemic Review and Two-Step Meta-Analysis [J]. Oncologist, 2016: 708-15.

[162] GALSKY M D, PAL S K, CHOWDHURY S, et al. Comparative effectiveness of gemcitabine plus cisplatin versus methotrexate, vinblastine, doxorubicin, plus cisplatin as neoadjuvant therapy for muscle-invasive bladder cancer [J]. Cancer, 2015, 121 (15): 2586-93.

[163] PFISTER C, GRAVIS G, FLéCHON A, et al. Randomized Phase III Trial of Dose-dense Methotrexate, Vinblastine, Doxorubicin, and Cisplatin, or Gemcitabine and Cisplatin as Perioperative Chemotherapy for Patients with Muscle-invasive Bladder Cancer. Analysis of the GETUG/AFU V05 VESPER Trial Secondary Endpoints: Chemotherapy Toxicity and Pathological Responses [J]. European urology, 2021, 79 (2): 214-21.

[164] NECCHI A, RAGGI D, GALLINA A, et al. Updated Results of PURE-01 with Preliminary Activity of Neoadjuvant Pembrolizumab in Patients with Muscle-invasive Bladder Carcinoma with Variant Histologies [J]. European urology, 2020,

77 (4): 439-46.

[165] MURTHY V, BAKSHI G, MANJALI J J, et al. Locoregional recurrence after cystectomy in muscle invasive bladder cancer: Implications for adjuvant radiotherapy [J]. Urologic oncology, 2021, 39 (8): 496.e9-.e15-9.

[166] IWATA T, KIMURA S, ABUFARAJ M, et al. The role of adjuvant radiotherapy after surgery for upper and lower urinary tract urothelial carcinoma: A systematic review [J]. Urologic oncology, 2019, 37 (10): 659-71.

[167] SMITH J A, JR., CRAWFORD E D, PARADELO J C, et al. Treatment of advanced bladder cancer with combined preoperative irradiation and radical cystectomy versus radical cystectomy alone: a phase III intergroup study [J]. The Journal of urology, 1997, 157 (3): 805-7; discussion 7-8.

[168] Anderström C, Johansson S, Nilsson S, et al. A Prospective Randomized Study of Preoperative Irradiation with Cystectomy orCystectomy Alone for Invasive Bladder Carcinoma. Eur Urol 2017; 9: 142-147.

[169] HUNCHAREK M, MUSCAT J, GESCHWIND J F. Planned preoperative radiation therapy in muscle invasive bladder cancer; Results of a meta-analysis [J]. Anticancer Research, 1998, 18 (3B): 1931-4.

[170] EL-MONIM H A, EL-BARADIE M M, YOUNIS A, et al. A prospective randomized trial for postoperative vs. preoperative adjuvant radiotherapy for muscle-invasive bladder cancer [J]. Urologic oncology, 2013, 31 (3): 359-65.

[171] STEIN J P, QUEK M L, SKINNER D G. Lymphadenectomy for invasive bladder cancer: I. historical perspective and contemporary rationale [J]. BJU international, 2006, 97 (2): 227-31.

[172] WITJES J A, BRUINS H M, CATHOMAS R, et al. Europe-

an Association of Urology Guidelines on Muscle-invasive and Metastatic Bladder Cancer：Summary of the 2020 Guidelines [J]. European urology，2021，79（1）：82-104.

[173] 张东正，高靖达，王鑫朋，等.根治性膀胱切除术后发生尿道癌的危险因素分析 [J] 中华泌尿外科杂志，2016，37（9）：681-684.

[174] MARLON，PERERA，SHANNON，et al. Pelvic lymph node dissection during radical cystectomy for muscle-invasive bladder cancer [J]. Nature Reviews Urology，2018，15：686-692.

[175] ZAGHLOUL，MOHAMED，S.，et al. Adjuvant Sandwich Chemotherapy Plus Radiotherapy vs Adjuvant Chemotherapy Alone for Locally Advanced Bladder Cancer After Radical Cystectomy A Randomized Phase 2 Trial [J]. JAMA surgery，2018，153：e174591.

[176] 刘泽赋，刘卓炜.膀胱癌根治术中的超扩大淋巴结清扫：诊断还是治疗? [J]. 肿瘤学杂志，2017，23（7）：561-566.

[177] MANDEL P，TILKI D，ESLICK G D. Extent of lymph node dissection and recurrence-free survival after radical cystectomy：a meta-analysis [J]. Urologic oncology，2014，32（8）：1184-90.

[178] BI L，HUANG H，FAN X，et al. Extended vs non-extended pelvic lymph node dissection and their influence on recurrence-free survival in patients undergoing radical cystectomy for bladder cancer：a systematic review and meta-analysis of comparative studies [J]. BJU international，2014，113（5b）：E39-48.

[179] GSCHWEND J E，HECK M M，LEHMANN J，et al. Extended Versus Limited Lymph Node Dissection in Bladder Cancer Patients Undergoing Radical Cystectomy：Survival

泌尿系肿瘤

参考文献

237

Results from a Prospective, Randomized Trial [J]. European urology, 2019, 75 (4): 604-11.

[180] DJALADAT H, BRUINS H M, MIRANDA G, et al. The association of preoperative serum albumin level and American Society of Anesthesiologists (ASA) score on early complications and survival of patients undergoing radical cystectomy for urothelial bladder cancer [J]. BJU international, 2014, 113 (6): 887-93.

[181] SATHIANATHEN N J, KALAPARA A, FRYDENBERG M, et al. Robotic Assisted Radical Cystectomy vs Open Radical Cystectomy: Systematic Review and Meta-Analysis [J]. The Journal of urology, 2019, 201 (4): 715-20.

[182] 黄健, 林天歆, 许可慰, 等. 改良单孔腹腔镜下膀胱前列腺根治性切除-原位回肠新膀胱术应用分析 [J]. 中华医学杂志, 2010, 90 (22): 1542-1546.

[183] PAREKH D J, REIS I M, CASTLE E P, et al. Robot-assisted radical cystectomy versus open radical cystectomy in patients with bladder cancer (RAZOR): an open-label, randomised, phase 3, non-inferiority trial [J]. Lancet (London, England), 2018, 391 (10139): 2525-36.

[184] KARL A, BUCHNER A, BECKER A, et al. A new concept for early recovery after surgery for patients undergoing radical cystectomy for bladder cancer: results of a prospective randomized study [J]. The Journal of urology, 2014, 191 (2): 335 40.

[185] NIELSEN M E, MALLIN K, WEAVER M A, et al. Association of hospital volume with conditional 90-day mortality after cystectomy: an analysis of the National Cancer Data Base [J]. BJU international, 2014, 114 (1): 46-55.

[186] FICARRA V, GIANNARINI G, CRESTANI A, et al. Retro-sigmoid Versus Traditional Ileal Conduit for Urinary Diversion

After Radical Cystectomy [J]. European urology, 2019, 75 (2): 294-9.

[187] TANNERU K, JAZAYERI S B, KUMAR J, et al. Intracorporeal versus extracorporeal urinary diversion following robot-assisted radical cystectomy: a meta analysis, cumulative analysis, and systematic review [J]. Journal of robotic surgery, 2021, 15 (3): 321-33.

[188] SOLSONA E, IBORRA I, COLLADO A, et al. Feasibility of radical transurethral resection as monotherapy for selected patients with muscle invasive bladder cancer [J]. The Journal of urology, 2010, 184 (2): 475-81.

[189] JAMES N D, HUSSAIN S A, HALL E, et al. Radiotherapy with or without chemotherapy in muscle-invasive bladder cancer [J]. The New England journal of medicine, 2012, 366 (16): 1477-88.

[190] AUDENET F, WAINGANKAR N, FERKET B S, et al. Effectiveness of Transurethral Resection plus Systemic Chemotherapy as Definitive Treatment for Muscle Invasive Bladder Cancer in Population Level Data [J]. The Journal of urology, 2018, 200 (5): 996-1004.

[191] 梁胜杰，邹青松，韩邦旻，等. 新辅助动脉化疗在肌层浸润性大体积膀胱癌保留膀胱治疗中的价值 [J]. 现代泌尿外科杂志，2014，19 (8): 517-520.

[192] GIACALONE N J, SHIPLEY W U, CLAYMAN R H, et al. Long-term Outcomes After Bladder-preserving Tri-modality Therapy for Patients with Muscle-invasive Bladder Cancer: An Updated Analysis of the Massachusetts General Hospital Experience [J]. European urology, 2017, 71 (6): 952-60.

[193] PICHLER R, FRITZ J, HEIDEGGER I, et al. Gender-related Outcome in Bladder Cancer Patients undergoing Radical Cystectomy [J]. Journal of Cancer, 2017, 8 (17): 3567-74.

[194] GROSSMAN H B, NATALE R B, TANGEN C M, et al. Neoadjuvant chemotherapy plus cystectomy compared with cystectomy alone for locally advanced bladder cancer [J]. The New England journal of medicine, 2003, 349 (9): 859-66.

[195] KULKARNI G S, HERMANNS T, WEI Y, et al. Propensity Score Analysis of Radical Cystectomy Versus Bladder-Sparing Trimodal Therapy in the Setting of a Multidisciplinary Bladder Cancer Clinic [J]. Journal of clinical oncology: official journal of the American Society of Clinical Oncology, 2017, 35 (20): 2299-305.

[196] VASHISTHA V, WANG H, MAZZONE A, et al. Radical Cystectomy Compared to Combined Modality Treatment for Muscle-Invasive Bladder Cancer: A Systematic Review and Meta-Analysis [J]. International journal of radiation oncology, biology, physics, 2017, 97 (5): 1002-20.

[197] KIJIMA T, TANAKA H, KOGA F, et al. Selective tetramodal bladder-preservation therapy, incorporating induction chemoradiotherapy and consolidative partial cystectomy with pelvic lymph node dissection for muscle-invasive bladder cancer: oncological and functional outcomes of 107 patients [J]. BJU international, 2019, 124 (2): 242-50.

[198] GRIFFITHS G, HALL R, SYLVESTER R, et al. International phase III trial assessing neoadjuvant cisplatin, methotrexate, and vinblastine chemotherapy for muscle-invasive bladder cancer: long-term results of the BA06 30894 trial [J]. Journal of clinical oncology: official journal of the American Society of Clinical Oncology, 2011, 29 (16): 2171-7.

[199] HUSSAIN S A, PORTA N, HALL E, et al. Outcomes in Patients with Muscle-invasive Bladder Cancer Treated with Neoadjuvant Chemotherapy Followed by (Chemo) radiotherapy

in the BC2001 Trial [J]. European urology, 2021, 79 (2):
307-15.

[200] PAL S K, AGARWAL N, GRIVAS P, et al. Adjuvant Che-
motherapy for Bladder Cancer: Using Population-Based Data
to Fill a Void of Prospective Evidence [J]. Journal of clinical
oncology: official journal of the American Society of Clinical
Oncology, 2016, 34 (8): 777-9.

[201] STERNBERG C N, SKONECZNA I, KERST J M, et al. Im-
mediate versus deferred chemotherapy after radical cystectomy
in patients with pT3-pT4 or N + M0 urothelial carcinoma of
the bladder (EORTC 30994): an intergroup, open-label,
randomised phase 3 trial [J]. The Lancet Oncology, 2015, 16
(1): 76-86.

[202] COGNETTI F, RUGGERI E M, FELICI A, et al. Adjuvant
chemotherapy with cisplatin and gemcitabine versus chemo-
therapy at relapse in patients with muscle-invasive bladder
cancer submitted to radical cystectomy: an Italian, multi-
center, randomized phase III trial [J]. Annals of oncology: of-
ficial journal of the European Society for Medical Oncology,
2012, 23 (3): 695-700.

[203] GALSKY M D, STENSLAND K D, MOSHIER E, et al. Ef-
fectiveness of Adjuvant Chemotherapy for Locally Advanced
Bladder Cancer [J]. Journal of clinical oncology: official jour-
nal of the American Society of Clinical Oncology, 2016, 34
(8): 825-32.

[204] SVATEK R S, SHARIAT S F, LASKY R E, et al. The effec-
tiveness of off - protocol adjuvant chemotherapy for patients
with urothelial carcinoma of the urinary bladder [J]. Clinical
cancer research: an official journal of the American Associa-
tion for Cancer Research, 2010, 16 (17): 4461-7.

[205] BERG S, D'ANDREA D, VETTERLEIN M W, et al. Im-

pact of adjuvant chemotherapy in patients with adverse features and variant histology at radical cystectomy for muscle-invasive carcinoma of the bladder: Does histologic subtype matter? [J]. Cancer, 2019, 125 (9): 1449-58.

[206] BAMIAS A, EFSTATHIOU E, MOULOPOULOS L A, et al. The outcome of elderly patients with advanced urothelial carcinoma after platinum-based combination chemotherapy [J]. Annals of oncology: official journal of the European Society for Medical Oncology, 2005, 16 (2): 307-13.

[207] MICHAEL K, CLAUS F, BJOERN V, et al. Randomized phase III study of adjuvant versus progression-triggered treatment with gemcitabine (G) after radical cystectomy (RC) for locally advanced bladder cancer (LABC) in patients not suitable for cisplatin-based chemotherapy (CBC) (AUO-trial AB22/00) [J]. Journal of clinical oncology: official journal of the American Society of Clinical Oncology, 2013, 31 (6_suppl): 250.

[208] YE D, LIU J, ZHOU A, et al. Tislelizumab in Asian patients with previously treated locally advanced or metastatic urothelial carcinoma [J]. Cancer science, 2021, 112 (1): 305-13.

[209] Sheng X, Chen H, Hu B, et al. Recombinant humanized anti-PD-1 monoclonal antibody to ripalimab in patients with metastatic urothelial carcinoma: Preliminary results of an open-label phase II clinical study (POLARIS-03). J Clin Oncol 2020; 38: 504-504.

[210] BAJORIN D F, WITJES J A, GSCHWEND J E, et al. Adjuvant Nivolumab versus Placebo in Muscle-Invasive Urothelial Carcinoma [J]. New England Journal of Medicine, 2021, 384 (22): 2102-14.

[211] HUGUET, J. Seguimiento oncológico después de cistectomía

radical basado en patrones de recidiva tumoral y sus factores de riesgo [J]. Actas urologicas espaolas, 2013, 37 (6): 376 - 82.

[212] BEKKU K, SAIKA T, KOBAYASHI Y, et al. Could salvage surgery after chemotherapy have clinical impact on cancer survival of patients with metastatic urothelial carcinoma? [J]. International journal of clinical oncology, 2013, 18: 110-115.

[213] LAGUNA, PILAR M. Re: Oncologic Outcomes of Kidney-Sparing Surgery versus Radical Nephroureterectomy for Upper Tract Urothelial Carcinoma: A Systematic Review by the EAU Non-Muscle Invasive Bladder Cancer Guidelines Panel [J]. Journal of Urology, 2017: 1437-8.

[214] LI S, PAN Y, HU J. Oncologic outcomes comparison of partial ureterectomy and radical nephroureterectomy for urothelial carcinoma [J]. BMC Urology, 2019, 19 (1): 120.

[215] SORIA F, LAGUNA M P, ROUPRET M, et al. Flexible fibre optic vs digital ureteroscopy and enhanced vs unenhanced imaging for diagnosis and treatment of upper tract urothelial carcinoma (UTUC): results from the Clinical Research Office of the Endourology Society (CROES) -UTUC registry [J]. BJU international, 2021, 128 (6): 734-43.

[216] VILLA L, CLOUTIER J, LETENDRE J, et al. Early repeated ureteroscopy within 6-8 weeks after a primary endoscopic treatment in patients with upper tract urothelial cell carcinoma: preliminary findings [J]. World journal of urology, 2016, 34 (9): 1201-6.

[217] VEMANA G, KIM E H, BHAYANI S B, et al. Survival Comparison Between Endoscopic and Surgical Management for Patients With Upper Tract Urothelial Cancer: A Matched Propensity Score Analysis Using Surveillance, Epidemiology and End Results-Medicare Data [J]. Urology, 2016, 95:

115-20.

[218] AASBJERG K, MORTENSEN P E, NøRGAARD M A, et al. Comparison of Survival After Aortic Valve Replacement With Mitroflow or Perimount Prostheses [J]. Seminars in thoracic and cardiovascular surgery, 2019, 31 (3): 350-8.

[219] ABD EL AZIZ M A, CALINI G, GRASS F, et al. Minimally invasive ileal pouch-anal anastomosis for patients with obesity: a propensity score-matched analysis [J]. Langenbeck's archives of surgery, 2021, 406 (7): 2419-24.

[220] COLIN P, OUZZANE A, PIGNOT G, et al. Comparison of oncological outcomes after segmental ureterectomy or radical nephroureterectomy in urothelial carcinomas of the upper urinary tract: results from a large French multicentre study [J]. BJU international, 2012, 110 (8): 1134-41.

[221] OU Y C, HU C Y, CHENG H L, et al. Long-term outcomes of total ureterectomy with ileal-ureteral substitution treatment for ureteral cancer: a single-center experience [J]. BMC Urol, 2018, 18 (1): 73.

[222] MARGULIS V, SHARIAT S F, MATIN S F, et al. Outcomes of radical nephroureterectomy: a series from the Upper Tract Urothelial Carcinoma Collaboration [J]. Cancer, 2009, 115 (6): 1224-33.

[223] ONG A M, BHAYANI S B, PAVLOVICH C P. Trocar site recurrence after laparoscopic nephroureterectomy [J]. The Journal of urology, 2003, 170 (4 Pt 1): 1301.

[224] WALTON T J, NOVARA G, MATSUMOTO K, et al. Oncological outcomes after laparoscopic and open radical nephroureterectomy: results from an international cohort [J]. BJU international, 2011, 108 (3): 406-12.

[225] NI S, TAO W, CHEN Q, et al. Laparoscopic versus open nephroureterectomy for the treatment of upper urinary tract

urothelial carcinoma: a systematic review and cumulative analysis of comparative studies [J]. European urology, 2012, 61 (6): 1142-53.

[226] ARIANE M M, COLIN P, OUZZANE A, et al. Assessment of oncologic control obtained after open versus laparoscopic nephroureterectomy for upper urinary tract urothelial carcinomas (UUT-UCs): results from a large French multicenter collaborative study [J]. Annals of surgical oncology, 2012, 19 (1): 301-8.

[227] SIMONATO A, VARCA V, GREGORI A, et al. Elective segmental ureterectomy for transitional cell carcinoma of the ureter: long-term follow-up in a series of 73 patients [J]. BJU international, 2012, 110 (11 Pt B): E744-9.

[228] SHEN Y, YE H, ZHU Q, et al. Comparison of modified transumbilical laparoendoscopic single-site nephroureterectomy and retroperitoneal laparoscopic nephroureterectomy: initial experience [J]. Wideochirurgia i inne techniki maloinwazyjne = Videosurgery and other miniinvasive techniques, 2020, 15 (1): 199-207.

[229] SONG L, WANG W, ZHAO Q, et al. A New Surgical Technique of Combination Retroperitoneal with Transperitoneal Laparoscopic Nephroureterectomy in a Single Position and Comparative Outcomes [J]. Cancer management and research, 2020, 12: 5721-8.

[230] RODRIGUEZ J F, PACKIAM V T, BOYSEN W R, et al. Utilization and Outcomes of Nephroureterectomy for Upper Tract Urothelial Carcinoma by Surgical Approach [J]. Journal of endourology, 2017, 31 (7): 661-5.

[231] XYLINAS E, KLUTH L, PASSONI N, et al. Prediction of intravesical recurrence after radical nephroureterectomy: development of a clinical decision-making tool [J]. European

参考文献

urology, 2014, 65 (3): 650-8.

[232] BRAUN A E, SRIVASTAVA A, MAFFUCCI F, et al. Controversies in management of the bladder cuff at nephroureterectomy [J]. Translational andrology and urology, 2020, 9 (4): 1868-80.

[233] XYLINAS E, RINK M, CHA E K, et al. Impact of distal ureter management on oncologic outcomes following radical nephroureterectomy for upper tract urothelial carcinoma [J]. European urology, 2014, 65 (1): 210-7.

[234] KIM D W, TALATI C, KIM R. Hepatocellular carcinoma (HCC): beyond sorafenib-chemotherapy [J]. Journal of gastrointestinal oncology, 2017, 8 (2): 256-65.

[235] LAI S, GUO R, SEERY S, et al. Assessing the impact of different distal ureter management techniques during radical nephroureterectomy for primary upper urinary tract urothelial carcinoma on oncological outcomes: A systematic review and meta-analysis [J]. International journal of surgery (London, England), 2020, 75: 165-73.

[236] KONDO T, HASHIMOTO Y, KOBAYASHI H, et al. Template-based lymphadenectomy in urothelial carcinoma of the upper urinary tract: impact on patient survival [J]. International journal of urology: official journal of the Japanese Urological Association, 2010, 17 (10): 848-54.

[237] DOMINGUEZ-ESCRIG J L, PEYRONNET B, SEISEN T, et al. Potential Benefit of Lymph Node Dissection During Radical Nephroureterectomy for Upper Tract Urothelial Carcinoma: A Systematic Review by the European Association of Urology Guidelines Panel on Non-muscle-invasive Bladder Cancer [J]. European urology focus, 2019, 5 (2): 224-41.

[238] DONG F, XU T, WANG X, et al. Lymph node dissection could bring survival benefits to patients diagnosed with clini-

cally node-negative upper urinary tract urothelial cancer: a population-based, propensity score-matched study [J]. International journal of clinical oncology, 2019, 24 (3): 296-305.

[239] LENIS A T, DONIN N M, FAIENA I, et al. Role of surgical approach on lymph node dissection yield and survival in patients with upper tract urothelial carcinoma [J]. Urologic oncology, 2018, 36 (1): 9.e1-9.e.

[240] ZAREBA P, ROSENZWEIG B, WINER A G, et al. Association between lymph node yield and survival among patients undergoing radical nephroureterectomy for urothelial carcinoma of the upper tract [J]. Cancer, 2017, 123 (10): 1741-50.

[241] KONDO T, HARA I, TAKAGI T, et al. Template-based lymphadenectomy in urothelial carcinoma of the renal pelvis: a prospective study [J]. International journal of urology: official journal of the Japanese Urological Association, 2014, 21 (5): 453-9.

[242] SEISEN T, JINDAL T, KARABON P, et al. Efficacy of Systemic Chemotherapy Plus Radical Nephroureterectomy for Metastatic Upper Tract Urothelial Carcinoma [J]. European urology, 2017, 71 (5): 714-8.

[243] MOSCHINI M, XYLINAS E, ZAMBONI S, et al. Efficacy of Surgery in the Primary Tumor Site for Metastatic Urothelial Cancer: Analysis of an International, Multicenter, Multidisciplinary Database [J]. European urology oncology, 2020, 3 (1): 94-101.

[244] NAZZANI S, PREISSER F, MAZZONE E, et al. Survival Effect of Nephroureterectomy in Metastatic Upper Urinary Tract Urothelial Carcinoma [J]. Clinical genitourinary cancer, 2019, 17 (3): e602-e11.

[245] HERR H W. Extravesical tumor relapse in patients with superficial bladder tumors [J]. Journal of clinical oncology: official journal of the American Society of Clinical Oncology, 1998, 16 (3): 1099–102.

[246] SIMSIR A, SARSIK B, CUREKLIBATIR I, et al. Prognostic factors for upper urinary tract urothelial carcinomas: stage, grade, and smoking status [J]. International urology and nephrology, 2011, 43 (4): 1039–45.

[247] LEHMANN J, SUTTMANN H, ALBERS P, et al. Surgery for metastatic urothelial carcinoma with curative intent: the German experience (AUO AB 30/05) [J]. European urology, 2009, 55 (6): 1293–9.

[248] FALTAS B M, GENNARELLI R L, ELKIN E, et al. Metastasectomy in older adults with urothelial carcinoma: Population-based analysis of use and outcomes [J]. Urologic oncology, 2018, 36 (1): 9.e11–9.e7.

[249] LEOW J J, CHONG Y L, CHANG S L, et al. Neoadjuvant and Adjuvant Chemotherapy for Upper Tract Urothelial Carcinoma: A 2020 Systematic Review and Meta-analysis, and Future Perspectives on Systemic Therapy [J]. European urology, 2021, 79 (5): 635–54.

[250] WANG Q, ZHANG T, WU J, et al. Prognosis and risk factors of patients with upper urinary tract urothelial carcinoma and postoperative recurrence of bladder cancer in central China [J]. BMC Urol, 2019, 19 (1): 24.

[251] NORTIER J, POZDZIK A, ROUMEGUERE T, et al. [Aristolochic acid nephropathy ("Chinese herb nephropathy")] [J]. Nephrologie & therapeutique, 2015, 11 (7): 574–88.

[252] MAISCH P, LUNGER L, DüWEL C, et al. Outcomes of palliative cystectomy in patients with locally advanced pT4 bladder cancer [J]. Urologic oncology, 2021, 39 (6): 368.e11–

e17.

[253] GANDHI L, RODRíGUEZ-ABREU D, GADGEEL S, et al. Pembrolizumab plus Chemotherapy in Metastatic Non-Small-Cell Lung Cancer [J]. The New England journal of medicine, 2018, 378（22）: 2078-92.

[254] FANG D, LI X S, XIONG G Y, et al. Prophylactic intravesical chemotherapy to prevent bladder tumors after nephroureterectomy for primary upper urinary tract urothelial carcinomas: a systematic review and meta-analysis [J]. Urologia internationalis, 2013, 91（3）: 291-6.

[255] BOLAND P, WU J. Systemic therapy for hepatocellular carcinoma: beyond sorafenib [J]. Chinese clinical oncology, 2018, 7（5）: 50.

[256] O'BRIEN T, RAY E, SINGH R, et al. Prevention of bladder tumours after nephroureterectomy for primary upper urinary tract urothelial carcinoma: a prospective, multicentre, randomised clinical trial of a single postoperative intravesical dose of mitomycin C（the ODMIT-C Trial）[J]. European urology, 2011, 60（4）: 703-10.

[257] BIRTLE A, JOHNSON M, CHESTER J, et al. Adjuvant chemotherapy in upper tract urothelial carcinoma（the POUT trial）: a phase 3, open-label, randomised controlled trial [J]. Lancet（London, England）, 2020, 395（10232）: 1268-77.

[258] CZITO B, ZIETMAN A, KAUFMAN D, et al. Adjuvant radiotherapy with and without concurrent chemotherapy for locally advanced transitional cell carcinoma of the renal pelvis and ureter [J]. The Journal of urology, 2004, 172（4 Pt 1）: 1271-5.

[259] Blacher EJ, Johnson DE, Abdul-Karim FW et al, Squamous cell carcinoma of renal pelvis. Urology 1985: 25（2）:

124-126.

[260] CATTON C N，WARDE P，GOSPODAROWICZ M K，et al. Transitional cell carcinoma of the renal pelvis and ureter: Outcome and patterns of relapse in patients treated with post-operative radiation [J]. Urologic oncology，1996，2（6）: 171-6.

[261] COZAD S C，SMALLEY S R，AUSTENFELD M，et al. Adjuvant radiotherapy in high stage transitional cell carcinoma of the renal pelvis and ureter [J]. International journal of radiation oncology，biology，physics，1992，24（4）: 743-5.

[262] COZAD S C，SMALLEY S R，AUSTENFELD M，et al. Transitional cell carcinoma of the renal pelvis or ureter: patterns of failure [J]. Urology，1995，46（6）: 796-800.

[263] PAN C C，KAVANAGH B D，DAWSON L A，et al. Radiation-associated liver injury [J]. International journal of radiation oncology，biology，physics，2010，76（3 Suppl）: S94-100.

[264] KJAER M，FREDERIKSEN P L，ENGELHOLM S A. Postoperative radiotherapy in stage II and III renal adenocarcinoma. A randomized trial by the Copenhagen Renal Cancer Study Group [J]. International journal of radiation oncology，biology，physics，1987，13（5）: 665-72.

[265] STERNBERG C N，DE MULDER P，SCHORNAGEL J H，et al. Seven year update of an EORTC phase III trial of high-dose intensity M-VAC chemotherapy and G-CSF versus classic M-VAC in advanced urothelial tract tumours [J]. European journal of cancer（Oxford，England: 1990），2006，42（1）: 50-4.

[266] POWLES T，PARK S H，VOOG E，et al. Avelumab Maintenance Therapy for Advanced or Metastatic Urothelial Carcinoma [J]. The New England journal of medicine，2020，383

（13）：1218-30.

[267] VON DER MAASE H. Gemcitabine in transitional cell carcinoma of the urothelium [J]. Expert review of anticancer therapy, 2003, 3（1）：11-9.

[268] CALABRò F, LORUSSO V, ROSATI G, et al. Gemcitabine and paclitaxel every 2 weeks in patients with previously untreated urothelial carcinoma [J]. Cancer, 2009, 115（12）：2652-9.

[269] FECHNER G, SIENER R, REIMANN M, et al. Randomised phase II trial of gemcitabine and paclitaxel second-line chemotherapy in patients with transitional cell carcinoma（AUO Trial AB 20/99）[J]. International journal of clinical practice, 2006, 60（1）：27-31.

[270] BALAR A V, GALSKY M D, ROSENBERG J E, et al. Atezolizumab as first-line treatment in cisplatin-ineligible patients with locally advanced and metastatic urothelial carcinoma: a single-arm, multicentre, phase 2 trial [J]. Lancet（London, England）, 2017, 389（10064）：67-76.

[271] GALSKY M D, ARIJA JÁ A, BAMIAS A, et al. Atezolizumab with or without chemotherapy in metastatic urothelial cancer（IMvigor130）: a multicentre, randomised, placebo-controlled phase 3 trial [J]. Lancet（London, England）, 2020, 395（10236）：1547-57.

[272] BELLMUNT J, THéODORE C, DEMKOV T, et al. Phase III trial of vinflunine plus best supportive care compared with best supportive care alone after a platinum-containing regimen in patients with advanced transitional cell carcinoma of the urothelial tract [J]. Journal of clinical oncology: official journal of the American Society of Clinical Oncology, 2009, 27（27）：4454-61.

[273] POWLES T, DURáN I, VAN DER HEIJDEN M S, et al.

Atezolizumab versus chemotherapy in patients with platinum-treated locally advanced or metastatic urothelial carcinoma (IMvigor211): a multicentre, open-label, phase 3 randomised controlled trial [J]. Lancet (London, England), 2018, 391 (10122): 748-57.

[274] FRADET Y, BELLMUNT J, VAUGHN D J, et al. Randomized phase III KEYNOTE-045 trial of pembrolizumab versus paclitaxel, docetaxel, or vinflunine in recurrent advanced urothelial cancer: results of >2 years of follow-up [J]. Annals of oncology: official journal of the European Society for Medical Oncology, 2019, 30 (6): 970-6.

[275] LORIOT Y, NECCHI A, PARK S H, et al. Erdafitinib in Locally Advanced or Metastatic Urothelial Carcinoma [J]. The New England journal of medicine, 2019, 381 (4): 338-48.

[276] HEATH E I, ROSENBERG J E. The biology and rationale of targeting nectin-4 in urothelial carcinoma [J]. Nature reviews Urology, 2021, 18 (2): 93-103.

[277] POWLES T, ROSENBERG J E, SONPAVDE G P, et al. Enfortumab Vedotin in Previously Treated Advanced Urothelial Carcinoma [J]. The New England journal of medicine, 2021, 384 (12): 1125-35.

[278] TAGAWA S T, BALAR A V, PETRYLAK D P, et al. TROPHY-U-01: A Phase II Open-Label Study of Sacituzumab Govitecan in Patients With Metastatic Urothelial Carcinoma Progressing After Platinum-Based Chemotherapy and Checkpoint Inhibitors [J]. Journal of clinical oncology: official journal of the American Society of Clinical Oncology, 2021, 39 (22): 2474-85.

[279] BARDIA A, HURVITZ S A, TOLANEY S M, et al. Sacituzumab Govitecan in Metastatic Triple-Negative Breast Cancer

[J]. The New England journal of medicine, 2021, 384 (16): 1529-41.

[280] HUMPHREY P A, MOCH H, CUBILLA A L, et al. The 2016 WHO Classification of Tumours of the Urinary System and Male Genital Organs—Part B: Prostate and Bladder Tumours [J]. European urology, 2016, 70 (1): 106-19.

[281] Johnson D, Schoenwald M, Ayala A et al, Squamous cell carcinoma of the bladder. The Journal of urology 1976: 115 (5): 542-544.

[282] LYNCH C F, COHEN M B. Urinary system [J]. Cancer, 1995, 75 (1 Suppl): 316-29.

[283] RUNDLE J S, HART A J, MCGEORGE A, et al. Squamous cell carcinoma of bladder. A review of 114 patients [J]. British journal of urology, 1982, 54 (5): 522-6.

[284] SHOKEIR A A. Squamous cell carcinoma of the bladder: pathology, diagnosis and treatment [J]. BJU international, 2004, 93 (2): 216-20.

[285] PORTER M P, VOIGT L F, PENSON D F, et al. Racial variation in the incidence of squamous cell carcinoma of the bladder in the United States [J]. The Journal of urology, 2002, 168 (5): 1960-3.

[286] GINORI A, BARONE A, SANTOPIETRO R, et al. Human papillomavirus –related basaloid squamous cell carcinoma of the bladder associated with genital tract human papillomavirus infection [J]. International journal of urology: official journal of the Japanese Urological Association, 2015, 22 (2): 222-5.

[287] KASSOUF W, SPIESS P E, SIEFKER-RADTKE A, et al. Outcome and patterns of recurrence of nonbilharzial pure squamous cell carcinoma of the bladder: a contemporary review of The University of Texas M D Anderson Cancer Center experi-

ence [J]. Cancer, 2007, 110（4）: 764-9.

[288] ERDEM G U, DOGAN M, SAKIN A, et al. Non-Urothelial Bladder Cancer: Comparison of Clinicopathological and Prognostic Characteristics in Pure Adenocarcinoma and Non-Bilharzial Squamous Cell Carcinoma of the Bladder [J]. Oncology research and treatment, 2018, 41（4）: 220-5.

[289] ZAHOOR H, ELSON P, STEPHENSON A, et al. Patient Characteristics, Treatment Patterns and Prognostic Factors in Squamous Cell Bladder Cancer [J]. Clinical genitourinary cancer, 2018, 16（2）: e437-e42.

[290] IZARD J P, SIEMENS D R, MACKILLOP W J, et al. Outcomes of squamous histology in bladder cancer: a population-based study [J]. Urologic oncology, 2015, 33（10）: 425.e7-13.

[291] ROYCE T J, LIN C C, GRAY P J, et al. Clinical characteristics and outcomes of nonurothelial cell carcinoma of the bladder: Results from the National Cancer Data Base [J]. Urologic oncology, 2018, 36（2）: 78.e1-.e12.

[292] UDAGER A M, MCDANIEL A S, HOVELSON D H, et al. Frequent PD-L1 Protein Expression and Molecular Correlates in Urinary Bladder Squamous Cell Carcinoma [J]. European urology, 2018, 74（4）: 529-31.

[293] MAIA M C, HANSEN A, ALVES C, et al. Biomarkers in Non-Schistosomiasis-related squamous cell carcinoma of the urinary bladder: A review [J]. Critical reviews in oncology/hematology, 2019, 135: 76-84.

[294] LIU Z, MENG Y, CAO Y, et al. Expression and prognostic value of PD-L1 in non-schistosoma-associated urinary bladder squamous cell carcinoma [J]. Translational andrology and urology, 2020, 9（2）: 428-36.

[295] ZAGHLOUL M S, NOUH A, NAZMY M, et al. Long-term

results of primary adenocarcinoma of the urinary bladder: a report on 192 patients [J]. Urologic oncology, 2006, 24（1）: 13-20.

[296] ZAFFUTO E, GAZDOVICH S, LEYH-BANNURAH S R, et al. Contemporary rates of pathological features and mortality for adenocarcinoma of the urinary bladder in the USA [J]. International journal of urology: official journal of the Japanese Urological Association, 2017, 24（2）: 117-23.

[297] FLAIG T W, SPIESS P E, AGARWAL N, et al. Bladder Cancer, Version 3.2020, NCCN Clinical Practice Guidelines in Oncology [J]. Journal of the National Comprehensive Cancer Network: JNCCN, 2020, 18（3）: 329-54.

[298] NECCHI A, MADISON R, RAGGI D, et al. Comprehensive Assessment of Immuno-oncology Biomarkers in Adenocarcinoma, Urothelial Carcinoma, and Squamous-cell Carcinoma of the Bladder [J]. European urology, 2020, 77（4）: 548-56.

[299] CHEN D, LI Y, YU Z, et al. Investigating urachal carcinoma for more than 15 years [J]. Oncology letters, 2014, 8（5）: 2279-83.

[300] PARADA VILLAVICENCIO C, ADAM S Z, NIKOLAIDIS P, et al. Imaging of the Urachus: Anomalies, Complications, and Mimics [J]. Radiographics: a review publication of the Radiological Society of North America, Inc, 2016, 36（7）: 2049-63.

[301] REIS H, SZARVAS T. Urachal cancer-current concepts of a rare cancer [J]. Der Pathologe, 2019, 40（Suppl 1）: 31-9.

[302] DHILLON J, LIANG Y, KAMAT A M, et al. Urachal carcinoma: a pathologic and clinical study of 46 cases [J]. Human pathology, 2015, 46（12）: 1808-14.

[303] SZARVAS T, MóDOS O, NIEDWOROK C, et al. Clinical,

泌尿系肿瘤

参考文献

prognostic, and therapeutic aspects of urachal carcinoma—A comprehensive review with meta-analysis of 1, 010 cases [J]. Urologic oncology, 2016, 34 (9): 388-98.

[304] CLAPS M, STELLATO M, ZATTARIN E, et al. Current Understanding of Urachal Adenocarcinoma and Management Strategy [J]. Current oncology reports, 2020, 22 (1): 9.

[305] YU J S, KIM K W, LEE H J, et al. Urachal remnant diseases: spectrum of CT and US findings [J]. Radiographics: a review publication of the Radiological Society of North America, Inc, 2001, 21 (2): 451-61.

[306] SIEFKER-RADTKE A. Urachal adenocarcinoma: a clinician's guide for treatment [J]. Seminars in oncology, 2012, 39 (5): 619-24.

[307] DAS J P, VARGAS H A, LEE A, et al. The urachus revisited: multimodal imaging of benign & malignant urachal pathology [J]. The British journal of radiology, 2020, 93 (1110): 20190118.

[308] AJAY, AGGARWAL, SAMARTH, et al. Urachal adenocarcinoma [J]. BMJ case reports, 2018, 2018.

[309] ASHLEY R A, INMAN B A, SEBO T J, et al. Urachal carcinoma: clinicopathologic features and long-term outcomes of an aggressive malignancy [J]. Cancer, 2006, 107 (4): 712-20.

[310] JIA Z, CHANG X, LI X, et al. Urachal Carcinoma: Are Lymphadenectomy and Umbilectomy Necessary? [J]. Medical science monitor: international medical journal of experimental and clinical research, 2020, 26: e927913.

[311] 杨洋, 张晓卿, 肖云翔, 等. 脐尿管癌的诊疗经验和预后分析 [J]. 中华泌尿外科杂志, 2020, 41 (10): 741-5.

[312] HERR H W, BOCHNER B H, SHARP D, et al. Urachal carcinoma: contemporary surgical outcomes [J]. The Journal

of urology, 2007, 178（1）: 74-8; discussion 8.

[313] YANAGIHARA Y, TANJI N, MIURA N, et al. Modified FOLFOX6 chemotherapy in patients with metastatic urachal cancer [J]. Chemotherapy, 2013, 59（6）: 402-6.

[314] VOUTSADAKIS I A. Successful treatment of locally advanced urachal adenocarcinoma with peri-operative gemcitabine - cisplatin combination therapy: a case report and perspective on targeted therapies [J]. Central European journal of urology, 2020, 73（4）: 476-81.

[315] MYLONAS K S, P O M, ZIOGAS I A, et al. Malignant urachal neoplasms: A population-based study and systematic review of literature [J]. Urologic oncology, 2017, 35（1）: 33. e11-33.e19.

[316] KUME H, TOMITA K, TAKAHASHI S, et al. Irinotecan as a new agent for urachal cancer [J]. Urologia internationalis, 2006, 76（3）: 281-2.

[317] COLLAZO-LORDUY A, CASTILLO-MARTIN M, WANG L, et al. Urachal Carcinoma Shares Genomic Alterations with Colorectal Carcinoma and May Respond to Epidermal Growth Factor Inhibition [J]. European urology, 2016, 70（5）: 771-5.

[318] DI NICOLANTONIO F, MARTINI M, MOLINARI F, et al. Wild-type BRAF is required for response to panitumumab or cetuximab in metastatic colorectal cancer [J]. Journal of clinical oncology: official journal of the American Society of Clinical Oncology, 2008, 26（35）: 5705-12.

[319] GORTZAK E, AZZARELLI A, BUESA J, et al. A randomised phase II study on neo-adjuvant chemotherapy for 'high-risk' adult soft-tissue sarcoma [J]. European journal of cancer（Oxford, England: 1990）, 2001, 37（9）: 1096-103.

[320] CORMIER J N, HUANG X, XING Y, et al. Cohort analysis of patients with localized, high-risk, extremity soft tissue sarcoma treated at two cancer centers: chemotherapy-associated outcomes [J]. Journal of clinical oncology: official journal of the American Society of Clinical Oncology, 2004, 22 (22): 4567-74.

[321] LE CESNE A, OUALI M, LEAHY M G, et al. Doxorubicin-based adjuvant chemotherapy in soft tissue sarcoma: pooled analysis of two STBSG-EORTC phase III clinical trials [J]. Annals of oncology: official journal of the European Society for Medical Oncology, 2014, 25 (12): 2425-32.

[322] DELANEY T F, KEPKA L, GOLDBERG S I, et al. Radiation therapy for control of soft-tissue sarcomas resected with positive margins [J]. International journal of radiation oncology, biology, physics, 2007, 67 (5): 1460-9.

[323] VAN DER GRAAF W T, BLAY J Y, CHAWLA S P, et al. Pazopanib for metastatic soft-tissue sarcoma (PALETTE): a randomised, double-blind, placebo-controlled phase 3 trial [J]. Lancet (London, England), 2012, 379 (9829): 1879-86.

[324] LITTLE D J, BALLO M T, ZAGARS G K, et al. Adult rhabdomyosarcoma: outcome following multimodality treatment [J]. Cancer, 2002, 95 (2): 377-88.

[325] WALTERHOUSE D O, PAPPO A S, MEZA J L, et al. Shorter-duration therapy using vincristine, dactinomycin, and lower-dose cyclophosphamide with or without radiotherapy for patients with newly diagnosed low-risk rhabdomyosarcoma: a report from the Soft Tissue Sarcoma Committee of the Children's Oncology Group [J]. Journal of clinical oncology: official journal of the American Society of Clinical Oncology, 2014, 32 (31): 3547-52.

[326] ERDEM G U, ÖZDEMIR N Y, DEMIRCI N S, et al. Small cell carcinoma of the urinary bladder: changing trends in the current literature [J]. Current medical research and opinion, 2016, 32 (6): 1013-21.

[327] PAN C X, ZHANG H, LARA P N, JR., et al. Small-cell carcinoma of the urinary bladder: diagnosis and management [J]. Expert review of anticancer therapy, 2006, 6 (12): 1707-13.

[328] CHOONG N W, QUEVEDO J F, KAUR J S. Small cell carcinoma of the urinary bladder. The Mayo Clinic experience [J]. Cancer, 2005, 103 (6): 1172-8.

[329] TRIAS I, ALGABA F, CONDOM E, et al. Small cell carcinoma of the urinary bladder. Presentation of 23 cases and review of 134 published cases [J]. European urology, 2001, 39 (1): 85-90.

[330] KIM J C, KIM K H, JUNG S. Small cell carcinoma of the urinary bladder: CT and MR imaging findings [J]. Korean journal of radiology, 2003, 4 (2): 130-5.

[331] KOAY E J, TEH B S, PAULINO A C, et al. A Surveillance, Epidemiology, and End Results analysis of small cell carcinoma of the bladder: epidemiology, prognostic variables, and treatment trends [J]. Cancer, 2011, 117 (23): 5325-33.

[332] DAYYANI F, CZERNIAK B A, SIRCAR K, et al. Plasmacytoid urothelial carcinoma, a chemosensitive cancer with poor prognosis, and peritoneal carcinomatosis [J]. The Journal of urology, 2013, 189 (5): 1656-61.

[333] KARABULUT Y Y, ERDOGAN S, SAYAR H, et al. Primary malignant melanoma of the urinary bladder: clinical, morphological, and molecular analysis of five cases [J]. Melanoma research, 2016, 26 (6): 616-24.

[334] KEMPTON C L, KURTIN P J, INWARDS D J, et al. Malig-

nant lymphoma of the bladder: evidence from 36 cases that low-grade lymphoma of the MALT-type is the most common primary bladder lymphoma [J]. The American journal of surgical pathology, 1997, 21 (11): 1324-33.

[335] Klingler HC, Klingler PJ, Martin JK, Jr. et al, Pheochromocytoma. Urology 2001: 57 (6): 1025-1032.

[336] 樊代明. 整合肿瘤学·基础卷[M]. 西安: 世界图书出版西安有限公司, 2021.